Docteur Marius BORDES

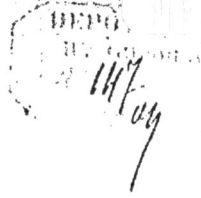

CONSIDÉRATIONS

sur

LES TROUBLES PSYCHIQUES

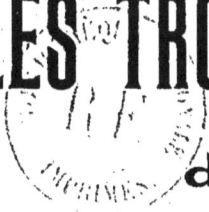

dans le Tabes,

dans la Sclérose en plaques et dans la Sclérose latérale amyotrophique

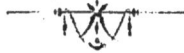

TOULOUSE
GIMET-PISSEAU, Éditeur
66 — Rue Gambetta — 66

1908

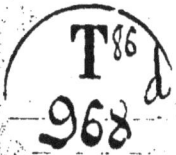

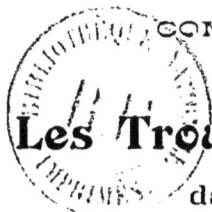

CONSIDÉRATIONS

sur

Les Troubles Psychiques

dans le Tabes,

dans la Sclérose en plaques

et

dans la Sclérose latérale amyotrophique

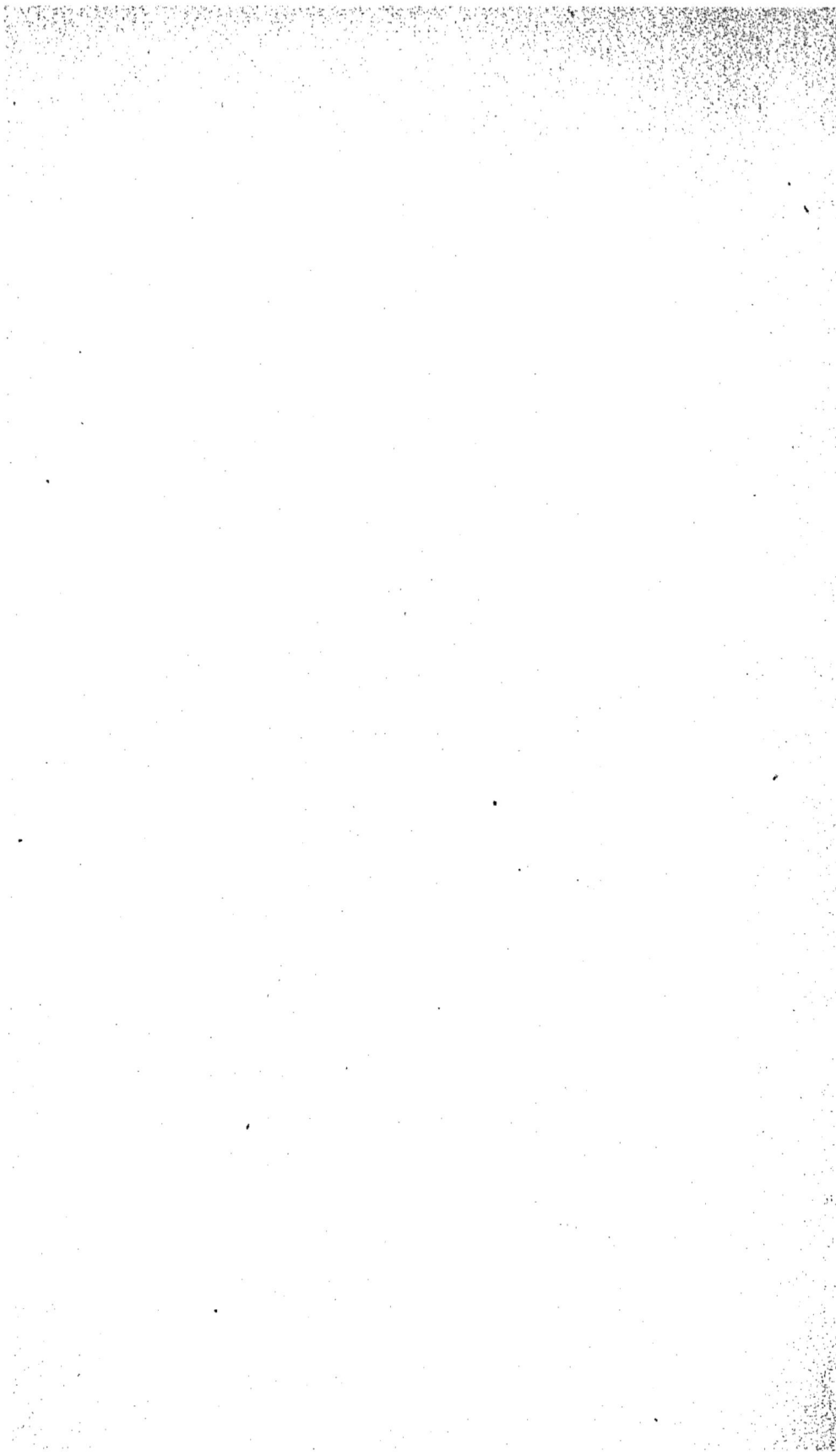

Docteur Marius BORDES

CONSIDÉRATIONS

sur

LES TROUBLES PSYCHIQUES

dans le Tabes,

dans la Sclérose en plaques et dans la Sclérose latérale amyotrophique

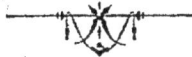

TOULOUSE

GIMET-PISSEAU, Éditeur

66 — Rue Gambetta — 66

—

1908

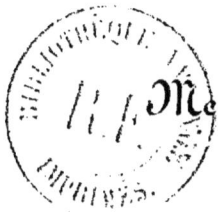

AVANT-PROPOS

Au début de ce modeste travail, nous sommes heureux de témoigner notre reconnaissance à tous les Maîtres qui, soit à la Faculté, soit dans les Hôpitaux, nous ont prodigué leurs conseils éclairés et nous ont préparé à affronter les responsabilités et les embûches de la carrière médicale.

MM. les professeurs Caubet, Mossé, Audry ont guidé nos premiers pas et nos premières espérances, qu'ils reçoivent nos remerciements.

C'est avec beaucoup de profit que nous avons suivi les bonnes leçons de pédiatrie, de M. le professeur Bézy. Toute notre gratitude est acquise à MM. les professeurs Audebert et Cestan, dans les services desquels nous avons appris l'Obstétrique et la Chirurgie. Nous ne saurions oublier M. le docteur Vigoureux, médecin en chef de l'asile de Vaucluse. Nous l'avons largement mis à contribution pour les diverses préparations

histologiques que nous avons dû faire ; qu'il re-
çoive l'hommage de notre reconnaissance. Grande
est notre joie de pouvoir remercier ici, notre
Maître, M. le docteur Cullerre, directeur-médecin
de l'asile d'aliénés de la Roche-sur-Yon. Il a bien
voulu nous donner le sujet de ce travail. Nous
garderons un souvenir impérissable de ce savant,
aussi modeste que dévoué.

Enfin, que M. le professeur Rémond, qui nous
a fait l'honneur d'accepter la présidence de cette
thèse, nous permette de lui adresser l'expression
de notre profonde gratitude.

CONSIDÉRATIONS GÉNÉRALES

Si les lésions des centres nerveux supérieurs retentissent sur les centres nerveux inférieurs, si, par exemple, dans la paralysie générale on observe des troubles médullaires, il est rare de voir une affection médullaire sans réaction fonctionnelle ou anatomique sur le cerveau.

Les fibres de projection qui composent le système moteur et le système sensitif, ou qui émanent des différents centres sensoriels ou des centres de mémoires spéciales vont, en effet, soit du cerveau à la moelle, soit de la moelle au cerveau, et il est aussi facile à une lésion de se propager d'un neurone périphérique à un neurone central que de descendre d'un neurone central à un neurone périphérique.

Les deux grands systèmes médullaires sont formés par la voie motrice et par la voie sensitive.

Une dégénérescence ou une inflammation partie

1

de l'écorce psycho-motrice péri-rolandique ou
d'une hémorragie dans la capsule interne peut
atteindre tour à tour le pédoncule cérébral, la protubérance annulaire, le cervelet, le bulbe, la
moelle. En effet, si la voie motrice principale est
sans interruption, mais avec entrecroisement,
une voie cortico-spinale, la voie motrice secon-
daire suit un trajet détourné à travers les masses
grises de la protubérance et du cervelet, du pédoncule cérébral et du bulbe avant d'aboutir à la
substance grise médullaire.

De même, une lésion qui se propage le long du
système sensitif peut atteindre facilement toutes
les parties de l'encéphale ; car si la voie sensitive
principale est seulement médullo-thalamo corticale, la voie sensitive accessoire comprend cinq
neurones : 1° le protoneurone sensitif ; 2° le neurone formé par les cellules de la colonne de
Clarke ; 3° le neurone cérébello-olivaire ; 4° le
neurone olivo-thalamique ; 5° le neurone thalamo-
cortical.

Ces relations anatomiques entre le cerveau et
la moelle nous expliquent qu'il n'y a pas d'affection médullaire qui n'occasionne pas des troubles
psychiques, et ces troubles mentaux des affections
médullaires s'expliquent d'autant mieux que l'anatomie pathologique nous montre des lésions cérébrales très nettes dans la plupart des affections
médullaires.

Dans le tabes, on a observé des troubles psychiques élémentaires, de la stasobasophobie (Parisot, de Nancy, 1896, T. Dupré et Delarue, 1901), des accidents hystériques et neurasthéniques, des psychoses diverses, de la mélancolie, des idées vagues de persécution, des hallucinations sensorielles et cénesthésiques et, enfin, le syndrome paralytique qui a fait verser tant d'encre sur les rapports du tabes et de la paralysie générale. Ce syndrome paralytique peut s'associer au tabes soit lorsque ce dernier précède (paralysie générale ascendante, tabes cérébro-spinal ascendant), soit lorsque le tabes — ou du moins des symptômes tabétiques — sont consécutifs à la paralysie générale (paralysie générale descendante, tabes cérébro-spinal descendant), soit lorsque tabes et paralysie générale vont de pair (tabes cérébro-spinal).

Dans la sclérose en plaques, il existe des troubles psychiques que Charcot et Vulpian ont les premiers étudiés. A côté des symptômes hystériques et neurasthéniques, à côté des modifications du caractère et de l'humeur, on voit surtout, dans la sclérose en plaques, le syndrome paralytique qu'expliquent les lésions méningo-corticales (Philibert et Jones). C'est une combinaison de démence, d'idées et de grandeur, d'idées hypocondriaques, d'hyperémotivité, de sensiblerie, de rire et de pleurer spasmodique (Régis); alors que, pour Philippe et R. Cestan, ces troubles psychiques sont rares, pour Geay (1), ils sont très importants.

Dans la syringomyélie, on voit très fréquemment soit l'association avec la paralysie générale, soit l'association avec les psychoses.

L'association syringomyélo-paralytique a été étudiée par Magnan, Fürtsner et Zachner, Koberlein, Gianelli, Popow, Galloway, Joffroy, Cullère.

L'association syringomyélo-vésanique a été signalée récemment par Pierre Marie et Guillain (2) qui ont publié cinq cas de syringomyélie compliquée de psychose.

Dans les myopathies chroniques, on voit très fréquemment des troubles psychiques, car toutes les myopathies appartiennent à la grande famille généralement héréditaire ou familiale du système neuro-musculaire. Les troubles mentaux ont été bien étudiés par A. Joffroy (1) et Fabre (2). Ils appartiennent surtout à la débilité mentale.

Dans la maladie de Friedreich on voit des désordres psychiques variés et des troubles profonds de la mimique et de la parole.

L'hérédo-ataxie cérébelleuse donne de l'insta-

---

(1) Geay : Thèse de Lyon 1904.
(2) P. Marie et Guillain : Soc. de neurologie, 15 janvier 1903.

bilité, de la diminution de l'attention, de l'ataxie
des pensées (Seeligmüller), de l'affaiblissement de
la mémoire et des modifications du caractère.

Enfin, dans la sclérose latérale amyotrophique
« la diminution des facultés psychiques est un fait
constant, mais variable suivant les cas ; et, le
plus souvent, latent dans son expression, l'affaiblissement intellectuel passe presque toujours
inaperçu ». Les troubles psychiques sont assez
souvent du type démentiel avec rire et pleurer
spasmodiques.

---

(1) A. Joffroy : Des myopsychies. *Revue neurologique*,
15 avril 1902.
(2) Fabre : Thèse de Montpellier, 1896-97.

CHAPITRE PREMIER

Les Troubles psychiques dans le Tabes

Le tabes, dont la lésion prépondérante est la sclérose des cordons postérieurs de la moelle, s'accompagne de lésions généralisées de tout le système nerveux et de lésions de l'écorce cérébrale bien mises en évidence par Yendraslik. Il existe dans cette affection des troubles psychiques élémentaires, des psychoses et le syndrome paralytique.

LES TROUBLES PSYCHIQUES ÉLÉMENTAIRES sont rares et P. Marie a fait remarquer combien généralement les tabétiques conservent jusqu'à leur mort l'intégrité de leur intelligence. Mais on voit assez souvent chez eux des troubles du caractère et de l'humeur. Le tabétique est parfois irritable. On observe aussi chez lui de l'apathie, une indifférence relative au sujet de sa maladie et une rareté extrême du suicide.

On a noté chez les tabétiques des symptômes
psychasténiques, en particulier des obsessions et
surtout de la stasobasophobie qui augmente leur
ataxie (Parisot) (1), (Dupré et Delarue). Il est probable que cette stasobasophobie doit être rappro-
chée des phénomènes vertigineux que présentent
les tabétiques (Grasset) (2).

Cette opinion est partagée par Donnadieu (3) et
P. Marie. Pour Bonnier (4), il existe un véritable
« tabes labyrinthique » qui se traduit, au point de
vue clinique, par une phase labyrinthique que
caractérisent « la tendance aux vertiges, l'enjam-
bement intermédiaire des excitations, le signe de
Romberg, l'agoraphobie, l'anxiété produite par
le silence, le nystagmus et les troubles oculo-mo-
teurs, tous symptômes diversement combinés
d'une affection labyrinthique ».

Régis admet que les accidents hystériques et
neurasthéniques sont assez communs dans les
tabes « soit qu'il s'agisse d'états hystériques et
neurasthéniques simplement accidentels, sympto-
matiques (le tabes débute souvent, comme la paralysie générale, par des symptômes névropathiques

---

(1) Parisot : Congrès d'Angers, 1898.
(2) Grasset : Du vertige des ataxiques (Archiv. de Neurol.,
1893.
(3) Donnadieu-Lavit. Nouveau Montpellier méd., 1900.
(4) Bonnier : Iconogr. Salpétrière, mars-avril 1899.

de ce genre), soit qu'il s'agisse de la coexistence de l'hystérie et de la neurasthénie avec le tabes (associations hystéro-tabétique et neurasthéno-tabétique) ».

LES PSYCHOSES liées au tabes sont, soit des psychoses surajoutées dues à l'hérédité et à la dégénérescence, soit des psychoses développées par une intoxication médicamenteuse (morphine, cocaïne, héroïnaque), soit de véritables psychoses tabétiques décrites par Pierret et Rougier, par Parisot.

Ces psychoses tabétiques sont caractérisées par de la mélancolie avec stupeur ou anxiété, des idées vagues de persécution, des hallucinations confuses, sensorielles et cénesthésiques. (Régis). Ces psychoses présentent une grande analogie avec celles observées dans la syphilis (Jacquin). « Les malades accusent les personnes de leur entourage de vouloir les empoisonner, les faire brûler; ils se plaignent d'entendre des injures, de sentir un mauvais goût dans leurs aliments et dans leur bouche, d'éprouver dans tout le corps des picotements et des sensations désagréables. » (Régis).

Schulze prétend que le tabes facilite l'apparition de la mélancolie sénile, de la paranoia hallucinatoire, de la démence précoce.

Parisot, dans la *Revue Médicale de l'Est* (1897),

a décrit une forme particulière de démence chez les tabétiques, différente de la paralysie générale et caractérisée par l'affaiblissement des facultés intellectuelles, de la mémoire, de la volonté, du jugement, de l'attention, cet affaiblissement aboutissant à la perte de toute activité mentale.

LE SYNDROME PARALYTIQUE au cours du tabes est la partie la plus intéressante de la question. Nous résumerons brièvement les faits acquis.

Les rapports de la paralysie générale et du tabes signalés par Baillarger en 1862, étudiés ensuite au point de vue anatomique par Westphal en 1867 (1), ont été l'objet de nombreux travaux parmi lesquels ceux de Joffroy, Raymond, Flechsig, Fürstner, Rabaut, Nageotte.

L'association tabéto-paralytique se traduit par les signes suivants : Au cours d'un tabes qui évolue en général lentement, apparaît, à la suite d'un ictus épileptique ou aphasique, une crise d'excitation avec loquacité incohérente ; quelquefois on voit, au contraire, un accès de dépression mélancolique (Dupré).

La parole est embarrassée, les idées sont confu-

---

(1) Westphal : Ueber Erkrankungen des Rückenmarks bei der allg. progressiven Paralyse der Irren. *Arch. für pathologische anatomie.*

ses ; il existe de l'incohérence très marquée et des hallucinations.

Les études de Falret (1), de Christian (2), de Raymond (3), de Fournier (4), de Joffroy (5), de Dupré (6), semblent prouver qu'à mesure qu'évoluent les troubles encéphalopathiques le syndrome médullaire diminue.

Dans cette paralysie générale par propagation ascendante (Magnan, Foville), au moment où il semble que l'ataxie s'améliore, le syndrome paralytique prend de l'acuité ; « les malades, tour à tour turbulents et déprimés, présentent souvent des vertiges, des ictus épileptiques partiels, et succombent en un an ou deux, au plus, à un ictus cérébral, qui les tue souvent debout, ayant conservé jusqu'à la fin l'amélioration des signes tabétiques et la possibilité de marcher. » (Dupré).

Dans les cas qui débutent par les signes de paralysie générale, dans la *paralysie générale descendante*, il n'existe que des signes tabétiques incomplets.

---

(1) Falret : *Soc. méd. psych.*, oct. 1877.

(2) Christian : Paralysie générale et ataxie. *Ann. méd. psych.*, 1879.

(3) Raymond : *Soc. méd. des Hôp.*, avril, mai, déc. 1892.

(4) Fournier : *Bull. médical*, 1893.

(5) Joffroy : Congrès de Clermont-Ferrand, 1894.

(6) Dupré : *Traité de pathol. mentale* de G. Ballet.

L. Marchand a donné, dans la *Revue de Psychiatrie*, d'octobre 1902, une observation où, trois ans après le début de la paralysie générale, apparurent les premiers symptômes tabétiques, l'incoordination s'étant constituée en trois mois.

Pour Dupré, « cette succession ou cette coïncidence des deux affections doit être considérée, non comme une association de deux maladies différentes, mais comme la réunion, sur le même névraxe, de processus reliés par les plus étroites affinités étiologiques, cliniques et évolutives. »

Dans les cas de tabes compliqué de paralysie générale, Perpère (1) a cité des cas où l'autopsie de quelques tabétiques a révélé l'existence d'une méningo-encéphalite qui n'avait pu être diagnostiquée pendant la vie.

Dans les cas de paralysie générale tabétiforme, on remarque sur les coupes des lésions différentes comme répartition de celles qu'on observe dans le tabes. « La topographie des dégénérescences y est moins régulièrement ordonnée, écrit Klippel (2): de plus, les racines postérieures sont épargnées ou fort peu lésées.

---

(1) Perpère : Contr. à l'ét. des assoc. tabéto-paralytiques. Paris, 1902.

(2) Klippel : Les paralysies générales progressives. *Monographies cliniques*, 1898.

« Le tabes frappe les neurones sensitifs les plus périphériques, ses lésions dans la moelle se propagent suivant leurs branches. La paralysie générale, au contraire, atteint les neurones les plus centraux. Si les téléneurones, domaine du tabes, sont intéressés ici, c'est secondairement et partiellement, au niveau seulement de certaines de leurs ramifications dans la moelle et par le fait de la dégénérescence de transmission de neurone à neurone. »

Klippel admet que le tabes et la paralysie générale sont deux maladies différentes.

La paralysie générale ascendante est une pseudo-paralysie dans laquelle les lésions dégénératives du tabes se sont transmises aux neurones centraux. Cette paralysie dégénérative peut rentrer ultérieurement dans le cadre des formes inflammatoires, la dégénérescence facilitant simplement l'inflammation. Une des preuves anatomo-cliniques que la paralysie générale est d'autre ordre que le tabes c'est que la rétine, qui est en partie un ganglion intervertébral rejeté à la périphérie, est souvent dégénérée dans le tabes, alors qu'elle ne l'est pas dans la paralysie générale. Les téléneurones qu'elle représente avec le nerf optique peuvent servir d'exemple pour marquer, d'après Klippel, les domaines respectifs du tabes et de la paralysie générale.

OBSERVATION I

(*In* thèse Perpère, Paris 1902)

Tabes, troubles psychiques et lésions cérébrales.

A... Claude, 46 ans, cocher, est admis à l'asile de Vaucluse, dans le service de M. le docteur Vigouroux, le 17 juin 1901. Ses antécédents héréditaires sont ignorés. C'est un ancien syphilitique (il a contracté la maladie en 1876) et un fidèle de l'alcool. En 1897, A... ressentit pour la première fois des douleurs vives et rapides, en ceinture et le long des membres inférieurs. L'année suivante apparut une diplopie qui dura peu, en même temps que la marche devenait difficile.

En 1889, A... fait un séjour à l'hôpital Tenon où l'on porte le diagnostic de tabes. Les troubles de la marche, les douleurs s'accentuent. En outre, des accidents cérébraux apparaissent, et A... est envoyé à l'asile Sainte-Anne, le 15 juin 1901, accompagné du certificat suivant : tabes dorsalis avec agitation maniaque. Deux jours après, le malade est transféré à l'asile de Vaucluse.

A son entrée, A... montre une incoordination très prononcée aux membres inférieurs ; la station debout est impossible. Aux membres supérieurs, cette incoordination motrice existe aussi, quoique moins prononcée.

L'écriture est fort irrégulière, mais nullement tremblée ; ni répétitions, ni omissions. La parole est facile.

La force musculaire est normale. Les réflexes rotuliens sont abolis. Aux membres supérieurs, les réflexes tendinaux sont à peu près conservés. Les réflexes plantaires et crémastériens sont nuls.

La sensibilité douloureuse est très émoussée aux membres inférieurs ; en outre, on note un long retard dans la perception. Les sensibilités profondes, nulles aux membres inférieurs, sont à peu près intactes aux supérieurs.

Les jambes sont froides, la peau sèche.

La musculature extrinsèque du globe oculaire fonctionne normalement ; il n'y a plus de diplopie.

Les pupilles sont égales. Elles réagissent à l'accommodation, mais restent immobiles à la lumière.

On note encore une légère incontinence d'urine, quelques bourrelets hémorroïdaires, un certain degré d'artério-sclérose.

Les urines sont normales.

On ne constate aucun stigmate physique de dégénérescence. Au point de vue mental, A... est calme et plutôt affaissé. Il semble obsédé par les questions qu'on lui adresse et gémit continuellement. Il parle peu et, s'il ouvre la bouche, c'est pour se plaindre : on lui en veut, il est en butte aux brutalités des infirmiers, etc. Ces idées de persécution sont comme stéréotypées et manifestées souvent. La mémoire est peut-être atteinte, mais le malade met surtout une grande indifférence au réveil de ses souvenirs. L'intelligence est un peu affaiblie.

Le sommeil est rare, entrecoupé par des plaintes et des gémissements. Pendant les premiers jours, A... a quelques cauchemars à caractère professionnel : il rêve qu'il conduit des chevaux.

L'alimentation est suffisante.

A partir du 20 juin, A... présente des ascensions thermiques. En même temps, se montrent des troubles gastro-intestinaux, surtout de la diarrhée. La température, d'abord graduellement ascendante, se maintient, du 5 au 11 juillet, entre 39 et 40 degrés. Le malade s'affaiblit, mais son état mental ne s'est nullement modifié. Le 17, après une défervescence de trois jours, se montre une nouvelle poussée fébrile et A... succombe le 18 au matin.

AUTOPSIE. — Le poids total de l'encéphale est de 1.270 grammes. La pie-mère cérébrale est un peu congestionnée et présente une certaine opacité au niveau de la région frontale. La décortication des hémisphères ne se fait pas sans arrachement de quelques adhérences. On note l'athérome de l'hexagone de Willis, surtout au niveau des cérébrales postérieures.

EXAMEN HISTOLOGIQUE. — Cet examen est très incomplet, car nous n'avons pu examiner que quelques coupes de corticalité de la région cervicale supérieure et du bulbe. Voici néanmoins ce que nous avons constaté :

1° *Cerveau*. — Les coupes de la substance corticale montrent un épaississement méningé manifeste, en même temps qu'une infiltration de la pie-mère par de nombreuses cellules embryonnaires.

Dans l'intérieur du cortex, les parois vasculaires sont également infiltrées et les gaines sont remplies de petites cellules. La méthode de Weigest montre une grande raréfaction des fibres tangentielles.

2° *Région cervicale supérieure.* — Des coupes prati-
quées au niveau des premières racines cervicales montrent une légère infiltration de la pie-mère et de quelques vaisseaux de la substance blanche. La région du
canal épendymaire est envahie par un amas de petites
cellules. On ne constate pas de lésions cellulaires. Quant
aux fibres nerveuses, elles ne sont altérées que dans le
cordon postérieur : leur lésion est maxima au niveau du
cordon de Gall qui se trouve ainsi exactement dessiné.
Dans le cordon de Burdach, la sclérose est beaucoup
moins accentuée, elle diminue à mesure qu'on se rap-
proche du bord postérieur de la moelle, de la corne postérieure et de la racine descendante du trijumeau en
dehors.

Le plus grand nombre de fibres saines se trouve le
long de la commissure grise : cette portion du cordon
postérieur est en très grande partie respectée.

3° *Bulbe.* — Sur des coupes passant par la partie supérieure de l'entrecroisement des pyramides, on peut
constater encore la sclérose absolue et complète du
cordon de Gall. Quant aux cordons de Burdach, ils sont
également atteints par le processus scléreux, mais de
façon légère et assez diffuse, d'une manière générale
suivant la même topographie que sur les coupes corticales.

OBSERVATION II

Syndrome tabéto-paralytique (1).

Voir... Delphine, âgée de 45 ans, ménagère, entre à l'hôpital Lariboisière le 12 novembre 1892.

Antécédents héréditaires inconnus. A contracté la syphilis, il y a 14 ans, et a subi pour ce fait un traitement pendant quelques mois. En août 1892, douleurs vagues dans les membres et en ceinture, céphalée tenace, attaques apoplectiformes. En octobre, chute de la paupière droite, douleurs nettement fulgurantes.

A son entrée, céphalée à exacerbation vespérale. Troubles de la parole, caractéristiques de la paralysie générale, mémoire défectueuse, trémulation de la langue, des lèvres, des mains.

Paralysie de la troisième paire droite : ptosis, globe dévié en dehors, pupille dilatée. Pupille gauche insensible à la lumière.

Le réflexe rotulien est aboli à gauche, diminué à droite.

Légère incoordination des membres inférieurs.

La sensibilité objective est normale.

Subjectivement, douleurs dans les membres, sensation de constriction thoracique.

----

(1) Raymond : *Archives de neurologie*, 1894

Les jours suivants attaques épileptiformes subintrantes. Mort dans le coma le 18 novembre.

AUTOPSIE. — Sur la face convexe des deux hémisphères, large ecchymose sous-arachnoïdienne. Même aspect à la région basilaire. Granulations épendymaires.

Adhérences de la pie-mère déterminant par l'ablation de celle-ci des ulcérations corticales.

EXAMEN HISTOLOGIQUE. — Méningo-encéphalite vasculaire diffuse. Cellules normales. Les gros vaisseaux de la base présentent les lésions nodulaires caractéristiques de la syphilis.

Infiltration embryonnaire diffuse du moteur oculaire commun du côté droit.

La moelle est frappée de méningo-myélite diffuse. On ne constate pas de dégénérescence systématique. Les racines rachidiennes n'offrent que peu de lésions.

OBSERVATION III

Délire mégalo-maniaque et tabes (1).

Le m ade est entré à l'asile de Villejuif, le 21 septembre 1897, en état d'excitation maniaque et avec des symptômes d'alcoolisme. Ses antécédents héréditaires sont inconnus. Il a été traité assez longtemps pour des accidents syphilitiques ; a mené une existence mouvementée et a, à son actif, de nombreux excès alcooliques et vénériens. Dans le courant de 1898, apparition parallèle de délire mégalomaniaque et de troubles tabétiformes : difficulté de la marche, amblyopie, alternatives de calme et d'agitation.

En février 1900, incoordination motrice des membres inférieurs et supérieurs. Marche difficile. Signe de Romberg. Signe de Westphal. Force musculaire intacte. Troubles sphinctériens. Légers accrocs de la parole. Signe d'Argyll-Robertson. Atrophie grise des deux papilles, cécité presque absolue. Au point de vue de la sensibilité : douleurs fulgurantes, surtout dans les membres supérieurs; objectivement, hypoesthésie et retard des perceptions cutanées. Anesthésie au visage. Troubles sensoriels divers portant sur le goût et l'odorat (subjectifs et objectifs). L'ouïe est intacte.

---

(1) Buvat : *Revue de Psychiatrie*, mai 1902.

Du côté des phénomènes psychiques : affaiblissement intellectuel, mémoire diminuée, conception délirante à forme alternante d'euphorie mégalomaniaque et de dépression mélancolique avec idées de persécution greffées sur les dysesthésies sensorielles.

En juillet 1900, syphilis du testicule gauche. État démentiel plus marqué.

En août, le malade est alité. Affaiblissement progressif.

Mort le 3 novembre 1900 avec le syndrome glosso-labié.

AUTOPSIE.—Opalescence et adhérences de la pie-mère.

Ventricules agrandis. Les plexus sont kystiques.

Athérome artériel.

EXAMEN HISTOLOGIQUE, Marchand (1). — Au niveau des circonvolutions, la pie-mère est épaisse et remplie de noyaux.

Diapédèse périvasculaire corticale. Quelques lésions des cellules pyramidales. Diminution du nombre des fibres tangentielles.

Du côté de la moelle, sclérose diffuse très légère des cordons postérieurs à la région lombaire. Altération très manifeste des cellules des cornes antérieures.

Ganglions rachidiens lombaires et sacrés : lésions vasculaires, diapédèse, cavités pseudo-kystiques.

Nerfs périphériques : aucune altération.

Bulbes olfactifs : cellules intactes, altérations vasculaires, diapédèse, prolifération névroglique.

---

(1) Marchand : Société anatomique, 15 mars et 5 juill. 1901.

CHAPITRE II

Troubles psychiques dans la sclérose en plaques.

Les troubles psychiques de la sclérose en plaques, signalés par Charcot et Vulpian et étudiés par Dupré, sont inconstants d'après Philippe et Cestan (1). Lannois et Geay (2) paraissent admettre, au contraire, leur importance et leur fréquence.

Les observations publiées sont réunies dans la thèse de Dannenberger (3).

Les lésions cérébrales de la sclérose en plaques peuvent expliquer l'existence de troubles psychiques dans cette affection. En particulier, les

---

(1) Philippe et Cestan. Mémoire déposé pour le prix Civrieux à l'Académie de Médecine, 1903.

(2) Geay. Thèse de Lyon, 1904.

(3) Dannenberger. Inaug. Dissertation. (Giessen, 1901).

lésions méningo-corticales décrites par Philippe
et Jones (1), l'adhérence des méninges cérébrales,
les lésions de méningite, toujours plus marquées
sur le cerveau que sur la moelle, nous expliquent
la fréquence du syndrome paralytique dans la
sclérose en plaques. Philippe et Jones ont insisté
sur les modifications des cellules pyramidales qui
subissent un processus d'atrophie pigmentaire.

Si, dans certains cas, comme l'admettent Philippe et Cestan, Guillain et Cestan (2), on peut
craindre une erreur de diagnostic soit avec la
paralysie générale, soit avec les diplégies cérébrales, il n'en reste pas moins certain que, dans
les cas bien établis de sclérose en plaques, il existe
des troubles psychiques qui peuvent varier depuis
la diminution de la mémoire et de l'activité intellectuelle jusqu'à la démence, ces troubles se ren-
contrant suivant une fréquence inversement pro-
portionnelle à leur gravité (Geay).

Dupré (3) écrit qu' « il est de règle de constater,
à un moment donné de l'évolution des formes
cérébrales de la maladie, des troubles psychiques, subordonnés à l'ensemble des détermina-

---

(1) Philippe et Jones. Etude anat. path. de l'oc. cérébr. dans
la sclérose en plaques. *Société de Neurol.,* nov. 1899.
(2) Cestan et Guillain. *Revue de Méd.,* 1900.
(3) Dupré. *In* Traité de Pathol. ment. (G. Ballet).

tions corticales et calleuses de cette encéphalo-
myélite disséminée chronique ».

Quand la sclérose en plaques s'est développée
dans l'enfance, on observe un arrêt de développement intellectuel (Bourneville) (2).

Chez l'adulte, presque tous les troubles mentaux appartiennent au syndrome paralytique.

« Psychiquement, dit Régis, ce qui domine c'est
la *démence*, qui ne fait guère jamais défaut. Cette
démence, constituée par un affaiblissement inégal
et irrégulièrement progressif de l'intelligence, est
moins intense et moins globale que dans la paralysie générale. Elle peut s'accompagner, comme
celle-ci, d'idées délirantes, en particulier d'idées
de grandeur ou d'idées hypocondriaques, mais
moins fréquemment et à un bien moindre degré.
En revanche, il s'y joint d'habitude de l'hyperémotivité, de la sensiblerie, du rire et du pleurer
spasmodiques, sans parallélisme avec l'altération
psychique. » Ce rire spasmodique est saccadé,
peut durer très longtemps et peut être si intense
qu'il peut causer la cyanose et l'asphyxie. (Oppen-
heim, Marie).

« Le rire spasmodique revêt, ici, les mêmes
caractères que dans le syndrome pseudo-bulbaire ;

_____

(2) Bourneville. *Progrès médical*, 26 mai 1900.

non seulement il se manifeste sous la même forme,
mais il relève des mêmes conditions pathogéni-
ques générales, représentées dans la sclérose en
plaques comme dans les foyers disséminés de
l'encéphalomalacie artériopathique (athérome,
syphilis artérielle, etc.) par des lésions bilatérales,
circonscrites, situées sur les faisceaux conducteurs de l'innervation psychomimique, dans le
centre ovale, la capsule interne et le bulbe...
Comme dans le syndrome pseudo-bulbaire, les
altérations psychoréflexes de la mimique sont
juxtaposées, mais non inhérentes aux troubles
psychiques de la maladie. Ceux-ci peuvent être
minimes et les troubles de l'expression mimique
très marqués; ou inversement, le rire et le pleurer spasmodiques être presque nuls et l'intelligence profondément atteinte. » (Dupré). Cette
dissociation si nette chez tous les pseudo-bulbaire
a été indiquée dans la sclérose en plaques par
Pierre Marie.

OBSERVATION IV (1)

E. D..., meunière, vingt-sept ans.

Pas d'antécédents héréditaires.

Antécédents personnels. — Dans l'adolescence, diplopie passagère. Mariée depuis deux ans. Autrefois, bavarde à l'excès. Depuis deux ans, diplopie.

Symptômes de la maladie organique. — Troubles d'incoordination motrice. Tremblement. Exagération des réflexes. Manières niaises ; agitée ; a peur d'être tuée par son mari ; menace de se tuer avec son enfant. Manque de jugement ; actions stupides.

Perte de la mémoire. — Aggravation des symptômes en ces derniers temps.

EXAMEN. — Femme forte ; peau normale, sécrétion sudorale augmentée ; pas de scrofule. Tremblement de la tête et des doigts. Tressaillements dans les épaules et le buste. Réflexes patellaires augmentés.

Spasme clonique net à gauche, à peine indiqué à droite. Sensibilité douloureuse augmentée.

Yeux. — Pas de lagophthalmie. Strabisme intermittent.

---

(1) Dannenberger : Th. de Giessen, 1091, p. 24.

Faible nystagmus quand elle regarde à droite.

Pupilles dilatées, réagissant à la lumière.

Démarche vacillante. Incoordination motrice des bras et des mains. Tremblement exagéré par les mouvements volontaires.

Pouls régulier à 90. Selles et urines spontanées.

Psychisme. — Niaise, enfantine, paramimie, bavarde.

Raconte ses secrets aux malades qui l'entourent. Sot orgueil de sa beauté d'autrefois. Se met des fleurs ; en donne au chef de service avec une poésie ; veut qu'on lui donne de l'argent et nomme un parent millionnaire. Manque absolu de jugement, très crédule.

Elle reste dix mois à l'hôpital en présentant des modifications diverses de ces symptômes psychiques.

Pendant quelque temps elle présente un léger délire de persécution. L'intelligence diminue de plus en plus.

Elle a toujours la meilleure opinion d'elle-même et de sa dignité ; euphorie presque constante.

Ecriture tremblée.

Départ sans amélioration.

OBSERVATION V (1)

Marie N..., 14 ans 1/2.

Pas d'antécédents héréditaires.

Bonne santé antérieure, sauf, à 6 ans, une jaunisse et une albuminurie transitoires.

A 7 ans, début de l'affection actuelle par du strabisme, de la diplopie, une paralysie faciale gauche, puis droite. Tous ces symptômes disparurent au bout de quelques semaines.

Au début de la neuvième année, paralysie généralisée de la sensibilité, ayant débuté par des fourmillements et qui passe en quelques semaines, puis paralysie motrice généralisée également transitoire.

A cette période surviennent les premiers troubles psychiques : l'enfant jusqu'alors intelligente, d'un bon caractère, appliquée, devint insouciante, négligente, paresseuse, oublieuse, capricieuse, excitable, bizarre.

A 9 ans 1/2, fréquentes attaques de vertige sans perte complète de connaissance, avec vomissements et secousses musculaires. Ces phénomènes deviennent peu à peu de plus en plus rares, puis disparaissent.

A 11 ans 1/2, nouvelle paralysie motrice transitoire.

A 12 ans, strabisme et diplopie, vertiges sans perte de

_____

(1) Chüle : *Deutsch. Arch. f. klin. med.*, t. VIII.

connaissance, mais avec vomissements et convulsions.

Au début de la treizième année, parésie croissante de tout le côté gauche du corps.

La mémoire diminua de plus en plus; le caractère s'altéra, grand égoïsme, entêtement, excitabilité, insociabilité, qui valurent à la petite malade le sobriquet de folle.

A 13 ans et trois mois, nouvelle paralysie motrice généralisée (troisième fois) qui rétrocède. Cependant, le côté gauche reste encore plus parésié et la démarche mal assurée.

Troubles notables de la coordination dans les mains ; parésie des extenseurs de la tête, qui ne peut plus être tenue droite, et tremble.

A 13 ans 1/2, secousse choréiforme et incoordination motrice.

A 14 ans, nouvelle paralysie généralisée (quatrième fois) qui s'améliore bientôt.

A 14 ans et trois mois, apparition des règles qui durèrent sept semaines et affaiblirent fort la malade.

ÉTAT ACTUEL, 14 ans 1/2 (9 septembre). — Fille grande, élancée, anémique, d'une gaieté enfantine, incapable de réflexion, faible d'esprit, quoique répondant correctement à des questions mêmes concrètes.

Pupilles égales. Diplopie. Léger nystagmus.

Paralysie faciale droite avec de la salive par la commissure labiale. L'orbiculaire palpébral n'est pas touché.

Parole lente, monotone, embarrassée.

La langue ne présente aucun trouble, déglutition normale.

Incoordination prononcée des extrémités, surtout à gauche.

Troubles de la démarche, projection des jambes et démarche sautillante. Force musculaire très diminuée à droite.

Atrophie musculaire des jambes.

Sensibilité partout conservée.

Excitabilité réflexe conservée.

Quand la malade cherche à exécuter un mouvement, tout le corps vacille et frémit. Ce tremblement persiste quelquefois au repos.

15 mars. — Lente progression du mal.

Parole nettement scandée, les syllabes sont prononcées sur un ton différent, les unes par explosion, les autres avec hésitation. Déglutition et mastication pénibles.

Fort tremblement de la tête dès que celle-ci n'est plus soutenue.

Psychisme : grande excitabilité morale. Alternatives de rire et de pleurs sans motif, prédominance d'une gaieté enfantine.

Grande faiblesse intellectuelle.

26 mars. — Paralysie brusque de la déglutition, l'hypoglosse restant intact. L'état empire de jour en jour.

Morte le 5 avril.

AUTOPSIE. — Œdème et état trouble de la pie-mère, cérébrale au niveau des circonvolutions frontales, surtout à droite où les circonvolutions sont même diminuées de volume.

Résistance de la surface cérébrale augmentée.

Les glanglions centraux sont sclérosés. La protubérance, le bulbe, tout l'encéphale est farci de foyers scléreux.

Dans la moelle ce sont surtout les cordons postérieurs qui sont touchés.

Plus on descend le long de la moelle, moins les lésions sont étendues et profondes.

EXAMEN MICROSCOPIQUE. — Sclérose encéphalique et médullaire.

Les lésions sont très marquées autour des vaisseaux qui, eux-mêmes, présentent un épaississement de leurs parois avec prolifération cellulaire.

De plus, on a constaté des altérations au niveau de la substance grise centrale et de quelques points des cornes antérieures.

OBSERVATION VI (1)

T. D..., jeune homme de vingt ans.

Pas d'antécédents héréditaires ni personnels.

A l'âge de quatorze ans, début de l'affection, sans cause appréciable, par une gêne accentuée de la marche ; il titubait, ne pouvait passer par une porte à un seul battant, tant était grande l'amplitude des oscillations imprimées à son corps.

En même temps des vertiges, mais jamais d'attaques épileptiformes ou apoplectiformes.

La gêne de la marche allait en augmentant, les jambes se croisaient et les membres inférieurs présentaient à cette époque, un certain degré de raideur.

Nystagmus net constaté par les médecins et les personnes de l'entourage du malade.

Pas de strabisme, mais de la diplopie qui le mettait presque dans l'impossibilité de rire.

Tremblement intentionnel, très accentué des membres supérieurs.

Tremblement manifeste des autres parties du corps, mais moins accentué.

Embarras notable de la parole : il parle plus lente-

---

(1) Marie : *Revue de médecine*, 1893, p. 550.

ment et l'articulation des mots est devenue très difficile.

C'est à cette époque que M. le professeur Charcot vit le malade et porta le diagnostic de sclérose en plaques.

Jamais, pendant tout le cours de l'affection, la sensibilité n'a été affectée dans aucune de ses modalités.

Quant aux facultés psychiques, elles avaient subi une atteinte notable : perte presque complète de la mémoire, l'intelligence est devenue très paresseuse et le caractère extrêmement irritable.

Puis, bientôt tous ces symptômes s'amendèrent ; les troubles oculaires disparurent complètement, ainsi que le tremblement ; la marche elle-même devint de plus en plus sûre et, actuellement, le petit malade est devenu un grand garçon de vingt ans, d'apparence robuste, qui n'éprouve plus d'autres symptômes nerveux que des maux de tête violents et revenant assez fréquemment.

Les réflexes rotuliens sont peut-être encore un peu exagérés, mais d'une façon à peine appréciable.

Sclérose en plaques et Paralysie générale

Les lésions de méningite corticale constatées par Philippe et Jones dans leur important travail nous expliquent l'apparition, au cours d'une sclérose en plaques, du syndrome paralytique, des ictus apoplectiques ou épileptiques. On confond parfois sclérose en plaques et paralysie générale. (Souques (1), Philippe et Cestan).

Pour préciser le diagnostic, il faut, comme le conseille Geay :

1° Opposer les signes de la sclérose en plaques (paralysies associées des yeux, nystagmus, absence du signe d'Argyll Robertson, tremblement intentionnel, parole lente, scandée, absence du tremblement fibrillaire lingual, parésie spasmodique précoce, à extension irrégulièrement progressive) aux signes paralytiques de même nature et de caractères différents (Arnaud) ;

2° Etudier la sensibilité non troublée dans la sclérose en plaques, sauf lorsqu'il coexiste de

(1) Souques : Société de Neurologie, novembre 1899.

l'hystérie, de l'alcoolisme ou des lésions des cordons postérieurs;

3° Rechercher la syphilis en cause pour la paralysie générale, alors que la sclérose en plaques paraît être due à une maladie infectieuse (variole, scarlatine, grippe, fièvre typhoïde);

4° Se rappeler que la paralysie générale suit une évolution régulière et progressive, alors que la sclérose en plaques procède par poussées irrégulières. De même, les troubles psychiques progressifs dans la paralysie générale s'accroissent irrégulièrement dans la sclérose en plaques;

5° Geay conseille, dans les cas douteux, de pratiquer la ponction lombaire. On observe dans la paralysie générale une lymphocytose très marquée et quelques grands mononucléaires. Dans la sclérose en plaques, si, comme nous le verrons dans la suite, les lésions méningées sont fréquentes, elles ne sont ni constantes, ni étendues. Aussi, ne rencontre-t-on pas, dans tous les cas, d'éléments figurés dans le liquide céphalo-rachidien de ces malades. (Geay).

Cette association clinique des deux maladies est-elle vraie anatomiquement? A côté des cas de Henschel et Westphal, cités par Variot (1), et

_____

(1) Variot : Un cas de paral. génér. ayant pris les symp. d'une sclér. en pl. (Encéphale, 1881).

de Schüle, cités par Mondel, qui semblent posi-
tifs, Déjerine (1), Demange (2), Variot, Lioubimoff (3) ont publié des cas négatifs « où la nécrop-
sie montra les lésions de la paralysie générale, ou
seules ou associées à des altérations variées de la
moelle, non scléro-insulaires, ou même de sim-
ples lésions de méningite chronique ; et cependant,
dans tous ces cas, l'association des deux affections
semblait cliniquement évidente ». (Dupré).

---

(1) Déjerine : Lésions de la moelle et des ext. nerveuses dans
la paral. génér. (Archiv. de Physiologie, 1876).

(2) Demange : *Revue médicale de l'Est*, 1881.

(3) Lioubimoff : Assoc. de la paral. génér. avec les symptômes cliniques de la sclérose en plaques. (*Revue neurologique,* 30 avril 1896).

OBSERVATION VII (1)

Je vais maintenant vous présenter notre autre malade. C'est une femme de 32 ans, qui n'aurait guère autre chose parmi ses antécédents nerveux qu'une sœur qui fut prise de quatre accès de Sydenham, entre l'âge de 7 à 12 ans. Il est vrai que l'amnésie dont elle souffre ne nous permet pas d'être affirmatif à cet égard.

Son histoire est simple : elle a été ballerine et, en cette qualité, a dansé à l'Opéra, à la Gaité et, en dernier lieu, à Rouen, alors que déjà elle présentait et ressentait les premiers symptômes de sclérose en plaques. Disons, en passant, qu'elle a eu un enfant qui, lui, n'a souffert d'aucune manifestation névropathique.

Elle s'est aperçue des signes du début de l'affection, il y a cinq ans ; ceux-ci ont progressé pendant trois ans et, depuis, sont restés dans l'état où nous les voyons actuellement.

Nous montrerons d'abord qu'elle est atteinte de sclérose en plaques.

Regardez-la marcher ; bien qu'elle n'y parvienne que soutenue par un aide, elle titube d'une manière frappante, et ce désordre n'est pas dû à une paralysie, car ses membres inférieurs résistent avec énergie quand on

---

(1) Charcot : *Semaine médicale*, janvier 1892.

lui dit de s'opposer aux mouvements qu'on imprime à leurs divers segments.

Elle n'offre pas d'exagération notable des réflexes rotuliens : la paraplégie spasmodique fait défaut.

Du côté des membres supérieurs, vous constatez aisément un tremblement intentionnel très net. Lorsque nous lui faisons porter une cuiller à sa bouche, le membre supérieur offre des oscillations de plus en plus intenses, et le tremblement gagne bientôt tout le corps.

Comme on ne saurait ici incriminer ni l'hystérie, ni l'intoxication mercurielle, l'idée s'impose qu'il s'agit de sclérose en plaques. Remarquons toutefois cette particularité, à savoir que, même au repos, les membres supérieurs ne sont pas complètement immobiles, mais offrent une certaine agitation qui se manifeste par de petites secousses dans les doigts et le pouce.

Passons à l'exploration des signes céphaliques : du côté des yeux, il existe un certain degré de nystagmus lorsque la malade regarde à droite. L'examen ophtalmoscopique est négatif; quant à celui des pupilles, je me réserve d'y revenir en temps opportun.

Si nous la faisions parler, nous entendrions une scansion caractéristique des syllabes, mais en écoutant attentivement on se rend compte que la parole affecte, de plus, quelques petites modifications qui n'appartiennent pas à la sclérose en plaques On ne comprend pas très distinctement la phrase qu'elle répète, car les syllabes des mots chevauchent les unes sur les autres, et certaines consonnes (les l en particulier) sont répétées.

Notez, de plus, que l'acte de tirer la langue ne s'exécute pas sans qu'on aperçoive de petits mouvements des muscles de la face et des lèvres en particulier.

Déjà, nous avons relevé qu'au repos, la malade ne

conservait pas une immobilité complète; maintenant, nous remarquons une dysarthrie spéciale qui s'observe dans la paralysie générale progressive. Serait-ce donc de cette maladie et non de sclérose en plaques qu'il s'agirait ?

Cherchons à vérifier cette hypothèse, et examinons les pupilles, ce qu'on ne doit jamais négliger en semblable cas.

La pupille gauche est insensible à la lumière et se contracte à l'accommodation; elle offre donc le signe d'Argyll Robertson qu'on n'a jamais rencontré dans la sclérose en plaques.

Voilà bien des choses, me direz-vous, qui plaident en faveur de la paralysie générale; or il y a encore autre chose, et cela nous le trouverons dans l'histoire de la malade.

Un des grands caractères de la sclérose en plaques est l'absence des troubles de la sensibilité. Or, notre malade a présenté, au début de son affection, pendant un an, des phénomènes d'épilepsie sensitive, épisode qui se voit communément dans la paralysie générale, sans en être d'ailleurs pathognomonique.

En résumé, cette femme présente, d'une part, de l'embarras spécial de la parole, des phénomènes d'épilepsie sensitive et le signe d'Argyll Robertson ; d'autre part, de la scansion des mots, du nystagmus et du tremblement intentionnel, qui appartiennent non moins certainement à la sclérose en plaques.

Il existe encore une petite difficulté dans notre cas actuel. Voilà deux ans que cette femme est malade et son état intellectuel est peu affecté; elle raisonne convenablement et n'a pas perdu la mémoire.

Mais est-ce là une objection irréfutable et qu'on serait en droit de nous opposer? Je ne le crois pas, et j'ai, pour ma part, observé nombre de cas analogues où l'affection, à son début, n'est caractérisée que par des phénomènes somatiques (tremblements, attaques congestives) et où les troubles psychiques et la démence n'interviennent que dans les périodes terminales.

Il ne faudrait donc pas se fonder sur la conservation d'une activité mentale relativement satisfaisante, alors que les signes somatiques sont très accusés, pour éliminer le diagnostic de méningo-encéphalite diffuse.

Pour en revenir à notre malade, il me semble impossible de nier maintenant qu'elle soit atteinte en même temps de sclérose en plaques et de paralysie générale.

A mon sens, les deux maladies ne forment pas ici une espèce hybride, mais sont seulement associées l'une à l'autre. L'exactitude de diagnostic n'est pas, tant s'en faut, indifférente, puisque dans la sclérose en plaques on peut espérer non seulement des temps d'arrêt, mais des améliorations équivalant presque à des guérisons, alors que la paralysie générale ne laisse aucun espoir et se termine par la mort au bout de quatre à cinq ans.

OBSERVATION VIII (1)

Homme de trente-six ans, voiturier.

Antécédents héréditaires sans valeur.

Antécédents personnels. — Font défaut jusqu'à son mariage en 1891; il n'a pas d'enfants, mais sa femme a eu deux fausses couches.

Pas d'alcoolisme.

Début de la maladie en 1896 par des douleurs dans diverses parties du corps, des troubles de la parole, une amnésie légère.

Entré le 29 octobre 1897 à la Clinique de Giessen, où il présente dès son arrivée un délire érotique se manifestant par des actes indécents qui nécessitent son isolement.

EXAMEN. — Homme vigoureux. Un peu de rachitisme. Incoordination motrice. Comprend difficilement les questions. Idées fixes.

Sensibilité uniformément diminuée.

Réflexes à peu près normaux aux membres supérieurs.

Réflexe abdominal exagéré à droite. Abolition des réflexes patellaires et du crémastérien droit.

_____

(1) Dannenberger : Th. de Giessen, 1901, p. 22.

Pas de clonus.

Yeux. — Pupilles rétrécies, inégales, réagissant mal à la lumière.

Tremblement des deux mains, même au repos.

Psychisme. — Etat d'inquiétude, écholalie.

Novembre 1897. — L'état s'aggrave. Hallucinations visuelles presque à l'état continu. Amaigrissement rapide. Pouls entre 110 et 120.

Mort le 20 novembre 1897, dans le coma.

Autopsie. — Confirme le diagnostic de paralysie progressive, mais fait constater de plus des foyers nombreux de sclérose multiloculaire. Ces dernières lésions ne s'étaient manifestées pendant la vie par aucun symptôme clinique.

Sclérose en plaques et Hystérie

L'hystérie peut : soit coexister avec la sclérose
en plaques, soit la simuler. Westphal (1) a publié
un certain nombre de cas de simulation de la
sclérose en plaques par l'hystérie. « Ces faits
curieux, dit Dupré, qui démontrent avec quelle
exactitude, avec quel art l'hystérie peut imiter la
plupart des maladies du système nerveux et tout
particulièrement la sclérose en plaques (P. Marie),
posent le problème de la nature de l'hystérie et
des rapports de cet état morbide avec la pathologie dynamique et organique. »

Charcot et Guinon ont montré que l'hystérie
peut être provoquée par les maladies organiques
spinales.

Le diagnostic différentiel est souvent très difficile. Souques en a étudié, dans sa thèse inaugu-
rale, tous les détails :

1° L'hystérie voit souvent son tremblement
intentionnel persister au repos. Ce tremblement
varie fréquemment d'amplitude et de rythme. Il

(1) Westphal : Arch. für psychiatrie, XIV.

peut, d'après Charcot, être provoqué ou arrêté par la compression d'une zone hystérique;

2° Dans l'hystérie, il y a plutôt le bégaiement que la parole traînante, monotone et scandée de la sclérose en plaques; on a pu parfois constater, avec le laryngoscope, un tremblement des cordes vocales qui apparaît seulement au moment de la phonation;

3° Les vertiges dans l'hystérie sont des attaques d'hystérie avortées, précédées des prodromes de l'aura céphalique;

4° « L'état mental des hystériques, dit Geay, ne ressemble que superficiellement à celui des malades atteints de sclérose. La perte de la mémoire, la facilité du rire et des pleurs sans motifs sont communes aux deux catégories de malades. L'hystéro-neurasthénique est avant tout taciturne, pleureur; le malade atteint de sclérose en plaques est le plus souvent gai, il éprouve une sensation de bien-être physique et moral, il a de l'euphorie »;

5° Charcot a résumé dans le tableau suivant la différence des troubles oculaires observés dans l'une et l'autre maladies :

Sclérose en plaques	Hystérie
1° Paralysies dans les mouvements associés des yeux, nécessairement binoculaires et de cause centrale. Diplopie spéciale consécutive;	1° Quelquefois paralysies associées ; 2° Spasmes des paupières ;
2° Nystagmus. Dans quelques cas, myose asthénique : *a*) Simple décoloration de la pupille ; *b*) Névrite optique et atrophie blanche consécutive (cas d'Eulenbourg et de Gnauk).	3° Diplopie monoculaire, micropsie et macropsie (Parinaud).
1° Répondant au cas *a*, amblyopie ou cécité temporaire ; 2° Répondant au cas *b*, rétrécissement inégal et achromatopsie, comme dans l'ataxie. Amblyopie et cécité durables non fatalement progressives.	1° Rétrécissement régulièrement concentrique portant sur un seul œil ou sur les deux ; 2° Dyschromatopsie représentée par un simple rétrécissement du champ visuel pour les couleurs. Assez souvent la notion du rouge persiste seule ; 3° Amblyopie ou cécité transitoires.

OBSERVATION IX (1)

C. G..., fille de 33 ans. Pas d'hérédité.

Début, il y a six ans, par faiblesse des membres inférieurs.

Adiposité. Membre supérieur intact. Dyspnée.

Caractère irritable, envies de pleurer.

La commissure des lèvres est remontée en haut, à gauche; elle tombe à droite. Les lèvres fermées, il y a une légère ouverture à gauche. Langue déviée à droite.

Disparition du masque facial par le rire.

Sensibilité à la lumière normale.

Nystagmus dans la fixation des objets.

Au dessus de l'ovaire gauche, une zone sensible à la pression.

Réflexe rotulien exagéré à gauche.

Contractures disparaissent facilement et reviennent rapidement.

La motilité du membre supérieur est presque normale; on note toutefois un peu d'incoordination motrice.

Sensibilité tactile normale.

_____

(1) Dannenberger : Thèse de Giessen, p. 23.

Sensibilité à la douleur variable, amoindrie et retardée au membre inférieur.

Diminution de l'odorat et du pouls.

Psychisme : impressions enfantines. Sensibilité affective émoussée. Mémoire et connaissances mathématiques très développées. Se sent malade. Très affectée par son éloignement de la maison paternelle. Empruntée, ne saurait manger, s'habiller, se peigner sans aide.

Laisser-aller excessif.

Les contractures sont moins prononcées au lever qu'au coucher.

Assise, elle ne peut plier facilement ses jambes, mais si on la transporte dans le lit, flexion passive des jambes qu'elle ne peut plus étendre. Ces phénomènes varient d'un jour à l'autre.

11 octobre 1899. — Dépression. Rires convulsifs. Ne reconnait plus son entourage. Convulsion des muscles de la face. Ne peut pas fermer la bouche.

Langage incompréhensible où quelques mots seulement sont conservés.

Déglutition difficile.

23 octobre. — Humeur gaie. Euphorie. Pas de progrès.

Elle sort le 23 octobre 1899.

Diagnostic : Sclérose en plaques et hystérie.

OBSERVATION X

Hystérie simulant la sclérose en plaques (1).

Louis D..., forgeron, entré le 27 juillet 1890, dans le service de Charcot.

Antécédents héréditaires chargés. Mère nerveuse, hémiplégique de 40 à 59 ans, époque de sa mort. Sœur ayant eu des attaques convulsives. Du côté maternel, antécédents collatéraux très nets au point de vue névrose.

Antécédents personnels. — Nuls avant son mariage.

Marié à 25 ans, trois enfants dont un garçon de 14 ans qui a très mauvais caractère. Il y a cinq ans il a perdu sa femme. Très affecté de cette mort, d'autant plus qu'il s'y est mêlé en même temps des soucis pécuniaires.

Surmenage, privations de toute nature.

C'est au milieu de ces malheurs que sa maladie a débuté par une céphalée très vive et des douleurs dans le cou et les épaules. Changement de caractère; il devient triste et taciturne, perd l'appétit et le sommeil.

Au mois de mars 1887, première attaque de vertige à

———————

(1) Souques : Th. de Paris, 1891, p. 16.

sa forge ; il tombe près du feu et reste sans connaissance pendant quarante minutes. Pas de convulsions, de cris, d'écume, de morsures de langue, d'urines involontaires. Il reste aphasique et hémiplégique du côté droit. Rentre alors dans le service de G. Sée, où il reste cinq mois; la parole lui revient et l'hémiplégie rétrocède, mais il est plus faible du côté droit que du gauche.

Il y a dix-huit mois, il rentre à Necker dans le service de M. Dieulafoy pour un tremblement survenu sans cause apparente. Céphalée, vertiges fréquents, parfois avec chute, moral très affecté; le jour il reste sombre, ne pensant qu'à ses malheurs, la nuit il a des cauchemars lugubres. Il reste un mois à l'hôpital et le tremblement s'améliore.

A ce moment, il perd progressivement la vue de l'œil droit.

Séjours à l'hôpital Saint-Antoine et à l'Hôtel-Dieu, d'où il sort pour venir à la Salpêtrière.

Etat actuel (27 juillet 1890) :

Troubles moteurs. — Malade au repos, rien d'anormal, sauf l'expression de tristesse et d'abattement du visage. Parole lente, scandée, résistante, avec un certain degré de bégaiement. Tremblement généralisé dès qu'il se met debout et qu'il marche. Tremblement intentionnel des mains.

Le tremblement est d'une façon générale plus accusé à droite qu'à gauche. Il disparait au repos d'une façon absolue.

Ecriture tremblée.

Hémiplégie droite très nette. Réflexes rotuliens diminués à droite.

Réflexes des membres supérieurs normaux.

Ne peut sortir la langue de la bouche, elle tremble fortement. Absence de paralysie faciale. Le malade se plaint de céphalalgie et de vertiges.

Il n'a jamais eu d'attaques convulsives ; lorsque le tremblement est très fort, il a la sensation d'une boucle qui remonte dans le cou et l'étrangle. Il est alors incapable de parler et, assez souvent, reste sans connaissance. Il reste ainsi quelques minutes, puis tout se dissipe.

Troubles de la sensibilité. — Hémianesthésie droite pour tous les modes de la sensibilité, zones hystérogènes au niveau du testicule gauche et dans le flanc gauche.

Anesthésie pharyngée totale. Goût absolu, ouïe diminuée, odorat normal.

Troubles oculaires. — Rétrécissement du champ visuel à gauche.

Pas de lésions du fond de l'œil. Pas de diplopie.

Pas de nystagmus.

Traitement par l'hydrothérapie et le fer. Il reste deux mois en traitement et sort fin septembre 1890.

Les accidents, surtout les tremblements, s'étaient améliorés. Seuls l'embarras de la parole et l'hémiplégie sensitivo-motrice n'avaient pas varié.

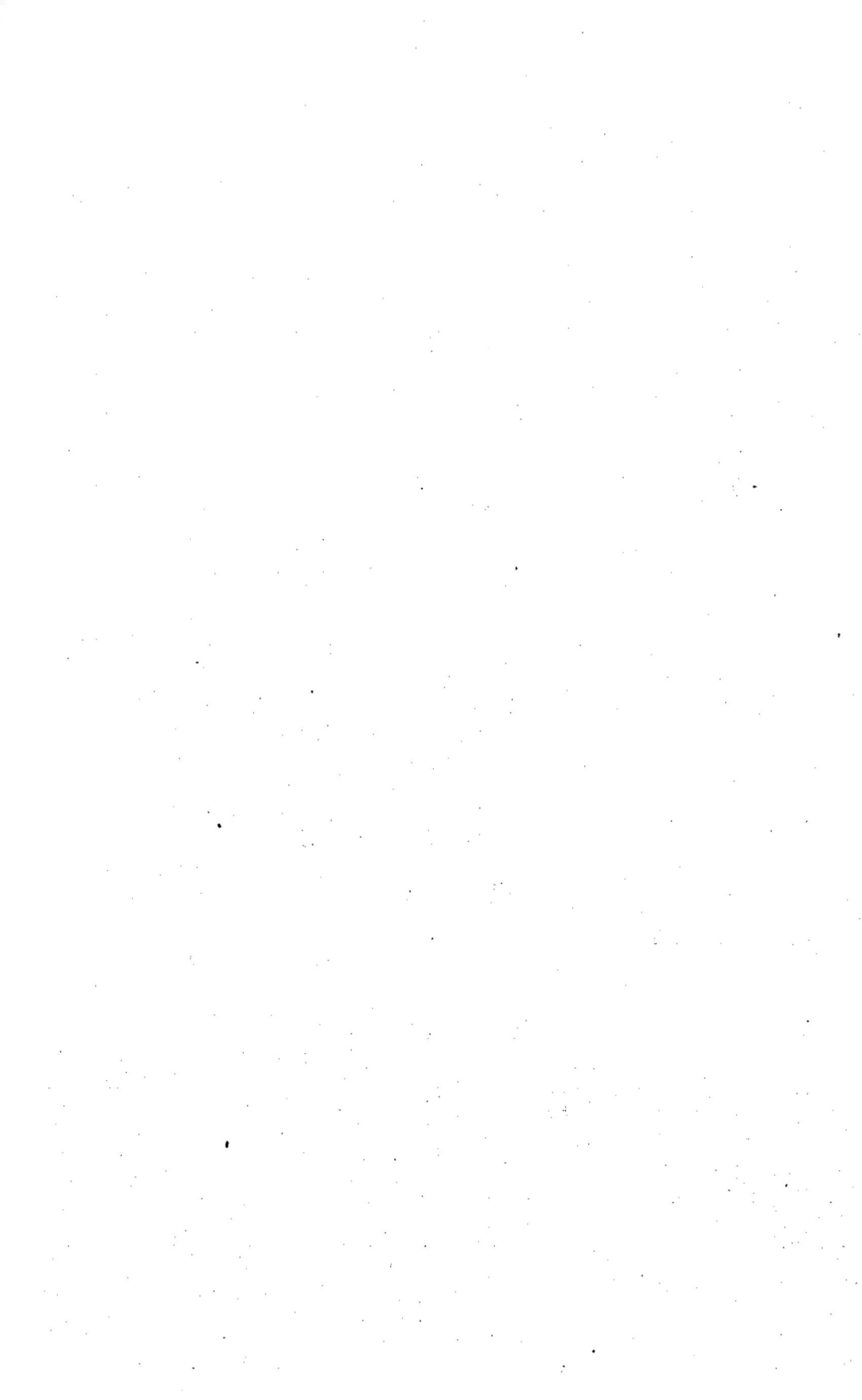

CHAPITRE III

Troubles psychiques dans la sclérose latérale amyotrophique.

L'existence des troubles psychiques dans la sclérose latérale amyotrophique n'est pas encore suffisamment démontrée pour que les auteurs les aient décrits dans les traités classiques de psychiatrie. Seul, Dupré leur consacre deux pages dans le *Traité de pathologie mentale* de Gilbert Ballet; et, pourtant ici, comme dans le tabes et dans la sclérose en plaques, il existe des lésions cérébrales étudiées d'abord par Koschewnikoff, ensuite par Pierre Marie (démyélinisation des fibres du centre ovale, des circonvolutions, atrophie des cellules pyramidales du cortex).

Pour Pierre Marie (1), la diminution des facul-

_____

(1) Pierre Marie : Leç. sur les maladies de la moelle, 1892,

tés psychiques est constante dans la sclérose latérale amyotrophique. Il considère les troubles
mentaux « non seulement comme très fréquents
dans cette affection, mais encore comme consti-
tuant un des symptômes ordinaires de celle-ci. A
proprement parler, cette altération des fonctions
psychiques ne se manifeste pas par des désordres
très bruyants, qui s'imposent à l'observateur ;
mais si l'on se donne la peine de les chercher, on
trouvera, d'une façon à peu près certaine, une
propension à rire ou à pleurer sans motif valable ;
l'émotivité se montrera extrêmement exagérée, en
outre, tout l'habitus intellectuel et moral du
malade aura pris un aspect enfantin ; sa crédu-
lité, sa niaiserie seront parfois tout à fait singu-
lières. » (P. Marie).

Au contraire, Rémond et Cestan, dans l'examen
de dix-huit cas de sclérose latérale amyotrophique
avec autopsie (*Revue neurologique*, 30 mai 1905),
déclarent n'avoir trouvé chez leurs malades, ni
perte de mémoire, ni idées délirantes, ni affaiblissement mental : « Les malheureux, disent-ils,
se rendaient parfaitement compte de leur état ;
chez deux d'entre eux, existait bien du rire et du
pleurer spasmodiques, mais ces phénomènes ne
coïncidaient pas avec un affaiblissement intellectuel et devaient vraisemblablement relever de
l'éréthisme des noyaux moteurs bulbaires. »

Notre Maître, le docteur Cullerre, a publié, dans les *Archives de Neurologie,* juin 1906, un important travail dans lequel il démontre que « dans la sclérose latérale amyotrophique, les troubles mentaux peuvent exister, non seulement sous la forme démentielle discrète ou fruste, signalée par Pierre Marie et Dupré, mais encore sous forme de véritable syndrome psychopatique plus ou moins bruyant, tantôt durable et ne prenant fin qu'avec la vie des malades. »

M. Cullerre a donc « amorcé », comme il le dit, un nouveau chapitre de clinique mentale.

Le malade qui fait l'objet de la première observation, sur un fond de démence partielle, voit se développer une « modification importante de la sensibilité morale ». Il devient irritable, égoïste, injuste, hargneux.

A ces troubles démentiels et affectifs s'ajoutent des raptus mélancoliques transitoires, avec crises de désespoir et impulsions soudaines au suicide, qui se sont produits plus ou moins fréquemment durant tout le cours de la maladie... Il faut enregistrer encore des hallucinations de la vue qui, dans les paroxysmes d'excitation viennent concourir à la désorientation du malade, hallucinations favorisées sans doute par les lésions oculaires dont il est porteur. Puis, le malade est séquestré, ses perversions affectives trouvent un nouvel

aliment dans ses rapports tendus avec les infirmiers chargés de le soigner; alors s'épanouit un
véritable délire de persécution que nous serions
tenté de qualifier de sénile, n'était son âge, tant ce
délire ressemble à celui que l'on observe couram-
ment chez les vieillards porteurs de lésions corticales.

A mesure que l'affection progresse, de nou-
veaux signes psychopathiques se font jour; c'est
une instabilité de plus en plus grande de la tonalité psychique, qui passe incessamment, et d'une
manière injustifiée, d'une dépression profonde à
une excitation expansive pouvant aller jusqu'à la
manifestation éphémère d'idées de satisfaction et
de richesse. Bref, nous nous trouvons en présence
du tableau presque au complet, des psychopathies
dites organiques avec leur faisceau de symptômes
de diminution et de perturbation psychiques.

Comme dans toutes les psychopathies organiques, deux parts doivent être faites dans les manifestations psycho-pathologiques observées chez ce
malade : d'un côté, les symptômes démentiels,
troubles de déficit, dus à la participation précoce
du cortex aux lésions qui relèvent de la sclérose
latérale amyotrophique ; de l'autre, les symptômes
psychiques qui ne sont que la manifestation d'une
« prédisposition particulière du sujet ». (Cullerre.)

L'observation II de Cullerre est un cas de syndrome mélancolique avec impulsions au suicide,

à la destruction et à l'incendie. Chez cette femme, fille d'un alcoolique aliéné et sœur d'un idiot, c'est à la suite d'une émotion qu'apparut la psychose, alors que les premiers troubles de sclérose latérale amyotrophique remontaient à quatre ans.

La malade de l'observation III présente un état très marqué d'affaiblissement psychique sur lequel se sont greffées des idées de défiance, des récriminations puériles, « ébauche très incomplète du vrai délire de persécution des séniles et des porteurs de lésions cérébrales en foyer ».

Dans l'observation IV il est noté « le développement insensible d'un processus psychasténique de forme mélancolique, une obsession de suicide ».

Dans l'observation V, M. Cullerre a pu décrire un affaiblissement démentiel sur lequel viennent à un moment donné se greffer des accès d'hébétude avec confusion délirante et des actes de nature impulsive. « Le soupçon qui a pesé sur le malade d'avoir, à deux reprises différentes, mis le feu dans le pailler de la ferme où il était domestique est tout à fait plausible. C'est bien là un acte de dément confus et amnésique comme en commettent, au cours de ce que l'on appelle l'attaque congestive, les vieillards en enfance, les paralytiques généraux et les porteurs de lésions cérébrales circonscrites. Il y a encore d'autres catégories de

déments qui peuvent commettre des actes semi-
automatiques de cette nature comme, par exemple, les individus atteints de myopathie primitive
pseudo-hypertrophique à une période avancée de
leur maladie. Sclérose latérale et myopathie primitive ne sont-elles pas deux modes de la dégénérescence voisins, qui rentrent dans le groupe des
maladies d'origine conceptionnelle ou héréditaire
décrit par le professeur Joffroy (1) sous le nom de
myopsychies. »

Enfin, dans l'observation VI, de M. Cullerre,
il s'agit d'un dégénéré porteur de stigmates. La
lésion anatomique a envahi à la fois le cerveau
et la moelle, mais il semble que l'encéphale ait
été d'abord particulièrement touché, contrairement à ce que l'on observe dans les formes médullaires de la paralysie générale. L'affaiblissement
psychique est dès l'abord massif, comme dans
certaines paralysies générales de forme démentielle pure. Dans les périodes où le malade est
excité, il est en proie à un véritable délire des
actes de nature instinctive, commet des vols
absurdes, cherche sa nourriture dans les tas
d'ordures, se soulage partout où il se trouve, se
perd et ne connaît plus personne.

_____

(1) Joffroy : Des myopsychies, *Rev. Neurol.*, 1902.

S'agit-il de paralysie générale légitime? Nous n'avons guère, comme symptômes somatiques à l'appui de ce diagnostic, que deux signes : l'inégalité pupillaire et l'ataxie linguale; encore faut-il remarquer que la gêne de la parole est beaucoup plus celle du scléreux latéral que du paralytique. D'un autre côté, cet individu, à peu près impotent, malade depuis plus de trois ans, arrivé à un degré avancé de démence, n'est pas encore à la phase du gâtisme; tout au contraire, il a pleine conscience de ses besoins et gouverne ses sphincters. Notons enfin la multiciplicité des signes bulbo-médullaires qui sont ceux, presque au complet, de la maladie de Charcot. Si donc nous devons malgré tout porter le diagnostic de paralysie générale associée, nous ne pouvons pas ne pas constater en même temps que, dans l'association, la sclérose latérale amyotrophique, au point de vue somatique, tient véritablement la place prépondérante. (Cullerre).

A ces observations publiées par notre maître et que nous avons pu compléter en partie, nous ajoutons deux observations dans lesquelles les troubles psychiques les plus importants furent des troubles démentiels.

« En résumé, conclut notre maître, M. le docteur Cullerre, la sclérose latérale amyotrophique peut être accompagnée de troubles mentaux d'un caractère plus ou moins grave, depuis la démence la plus légère, comme dans les cas ordinaires visés par P. Marie, jusqu'à la démence globale de la paralysie générale; depuis la psychasténie simple jusqu'aux formes complexes des psychoses, la mélancolie suicide et les délires systématisés.

OBSERVATION XI

(Cullere).

M... Pierre, 47 ans, employé de chemin de fer, est entré le 24 août 1903 avec le certificat suivant : « Est atteint de *délire aigu* caractérisé par une agitation continue et une surexcitation qui le pousse à crier, à frapper les personnes qui l'entourent; il gesticule en proie à la plus vive frayeur, menace de se jeter dans un puits, etc. Ce délire est la complication d'une *myélite chronique* qui a déjà produit la paralysie incomplète des membres inférieurs. Il est dangereux pour lui-même et pour les personnes qui l'entourent et doit être interné. » Dr B... — Certificat de 24 heures : « Est atteint de démence organique (sclérose latérale amyotrophique) avec hallucinations, délire de persécution et crises d'agitation impulsive. »

Nous avons recueilli sur le malade les renseignements suivants : Père mort épileptique. Mère morte à 74 ans d'une affection indéterminée. Jusqu'à l'âge de 35 ans environ, M... a eu une santé normale. Marié, il a eu trois enfants; un garçon vivant, bien portant, une fille morte subitement à 11 ans, une autre morte de méningite à 11 mois. Sa femme est morte il y a une douzaine d'années, probablement de tuberculose.

A 35 ans, il a contracté une blennorrhagie qui se compliqua de rhumatisme articulaire, puis d'iritis double. Le médecin oculiste qui l'a soigné alors affirme qu'il

s'agissait bien uniquement de blennorrhagie et que la
syphilis n'était pas en cause. L'iritis fut sévère, mais
guérit à la longue. Quelques années après, nouvelle blennorrhagie et nouvelle poussée d'iritis plus grave avec
adhérences, qui altéra profondément la vision ; on dut
lui faire subir une double iridectomie malgré laquelle il
ne put reprendre son emploi d'aiguilleur. De là soucis
moraux, difficultés nombreuses avec l'administration
pour le règlement de sa pension de retraite. C'est à ces
ennuis que sa sœur attribue l'éclosion de la maladie
actuelle qui a toujours été en progressant depuis trois
ans environ.

Paralysé des jambes, puis de la langue, puis à un
moindre degré des bras, son humeur s'altéra profondément ; il prit en aversion sa sœur qui le soignait, s'ima-
gina qu'elle voulait se débarrasser de lui et s'emparer de
ce qu'il possédait ; l'accablait d'injures, éprouvait des
crises incoercibles d'excitation puérile avec pleurs
spasmodiques irrésistibles, avait des hallucinations et
chercha plusieurs fois à se suicider en se jetant par la
fenêtre ou dans le puits de la maison.

Examen direct. — Membres inférieurs : Il peut encore
se tenir debout et marcher en se servant d'un bâton ; il
marche à tout petits pas sans, pour ainsi dire, détacher
les pieds du sol ; la jambe gauche est plus paralysée que
la droite. Le réflexe rotulien existe à droite seulement ;
il n'y a ni trépidation, ni signes de Babinski. La jambe et
la cuisse gauches surtout sont très amaigries.

Membres supérieurs : la ceinture scapulo-humérale
est atrophiée, surtout à gauche où le deltoïde et les pec-
toraux sont comme fondus. L'atrophie des deux membres est diffuse, plus considérable du côté gauche, qui
donne 0 au dynamomètre, la main droite donnant encore

18. Les muscles des mains sont très atrophiés, la gauche est réduite à une impotence à peu près complète, les doigts en griffe.

Du côté de la face, il y a une hémiatrophie de la langue très marquée à gauche; la pointe est déviée de ce côté. La parole est extrêmement embarrassée et presque incompréhensible, d'une tonalité de fausset qui indique une atteinte du larynx et des cordes vocales.

L'atrophie n'a pas épargné les muscles thoraciques et il existe normalement une dyspnée notable. Rien de particulier du côté du cœur. Sensibilité absolument normale. Prolapsus rectal très fréquent, engendrant des troubles dans la miction et des besoins fréquents. Pas de gâtisme, pas d'incontinence. On constate le rire et surtout le pleurer spasmodiques. Le malade ne peut essayer de parler sans se mettre aussitôt à sangloter et à pleurer comme un enfant, sans pouvoir s'arrêter.

Dès son entrée à l'Asile, il manifeste une émotivité constante, des exigences puériles et une grande irritabilité. Il se plaint de tout le monde, de la nourriture qu'il refuse, ne consentant à prendre que ce qui vient de chez lui, des infirmiers qu'il accuse de brutalités et qu'il accable d'injures et de menaces de vengeance. La nuit, il se livre à des scènes de désespoir, cherche à se précipiter par les fenêtres, se jette à bas de son lit à plusieurs reprises. Un jour on trouve sous son traversin un couteau qu'il cherchait à dissimuler. La mémoire est obtuse, la notion du temps conservée cependant. Il y a des périodes de calme et de lucidité relative, puis des crises d'excitation avec délire et hallucinations probables de la vue. Il veut être toujours armé de sa canne, pour pouvoir se défendre contre sa sœur qu'il voit constamment devant ses yeux, prétendant qu'elle veut s'emparer de

son argent pour entretenir un amant. Il l'accable des
plus grossières injures : « sale p..., sans le sou, tu es
bien contente de m'avoir trouvé pour vivre à mes dé-
pens, etc. »

Quand elle vient le voir, au contraire, il manifeste
une satisfaction bruyante, la comble de caresses et de
témoignages d'amitié; puis, dès qu'elle a tourné le dos,
il recommence ses litanies d'injures, surtout lorsqu'il a
épuisé la provision de friandise, qu'elle ne manque pas
de lui apporter.

A certains moments, il est pris sans motifs de crises de
colère, de désespoir et de larmes dont il ne peut dire la
cause. A diverses reprises, on a constaté chez lui des
idées de satisfaction et de richesse : il disait posséder
des caves pleines de vin de Champagne et autres crûs
célèbres et promettait vingt mille francs à qui guérirait
sa maladie.

Octobre 1903. Le malade est tout à fait impotent, on
constate une rigidité des membres inférieurs qui s'est
peu à peu développée. Les pieds sont en adduction forcée; la contracture est telle que, quand l'infirmier le
porte sur la chaise, les deux jambes restent horizontales.
La rigidité est moins accentuée aux membres supérieurs, mais il faut le faire manger comme un enfant.
De plus en plus capricieux, irritable et violent. Crises de
pleurs spasmodiques presque continuelles. Délire de
persécution plus intense que jamais.

Mars 1904. — Les crises d'asphyxie deviennent de
plus en plus fréquentes, il ne peut plus se nourrir qu'avec
les plus grandes difficultés, s'engouant à chaque bou-
chée. Il succombe le 14 avril aux progrès de l'asphyxie.
— *L'autopsie a été refusée.*

OBSERVATION XII

(Cullerre.)

M... Marie, femme B..., 48 ans, est entrée le 19 octobre 1903. Père mort à 65 ans de paralysie. C'était un alcoolique, le plus grand buveur de la contrée, absorbant jusqu'à douze litres de vin par jour sans compter l'alcool. Mère morte à 64 ans, d'une tumeur. Un frère, idiot, mort dans un asile.

La malade n'a jamais eu de maladie grave, elle n'a jamais fait d'excès alcooliques. Elle est au moment de la ménopause. Elle a eu cinq enfants dont les deux premiers sont morts de tuberculose et le dernier est obtus et sourd. Il y a sept ans, trois mois après ses dernières couches, elle fut prise d'une sorte de parésie de tout le côté droit sans ictus. L'engourdissement se dissipa pour reparaître douze jours plus tard et depuis, elle a conservé une faiblesse croissante de ce côté avec une difficulté progressive de parler et de se faire comprendre.

Il y a trois ans environ que parurent les troubles mentaux à la suite d'une accusation de vol portée mensongèrement contre elle. Les gendarmes vinrent faire une perquisition chez elle; elle en éprouva un tel saisissement qu'elle ne savait plus ce qu'elle faisait, qu'elle fut prise d'un tremblement de tous les membres qui dura un certain temps, et qu'elle laissait tomber tous les objets qu'elle tenait à la main. Peu à peu son humeur s'altéra, elle devint d'une irritabilité extrême et d'une grande

3

violence. Elle se mit à battre ses enfants, les frappant brutalement avec une barre de fer, au point qu'elle leur fit des blessures sérieuses et que son mari fut obligé de s'interposer plusieurs fois pour l'empêcher de faire un malheur. Un rien la met en colère ; à la moindre observation elle lance à la figure des gens ce qu'elle tient dans les mains, puis entre dans une crise de rire incoercible et idiot. Peu à peu elle s'est mise à manifester des idées de persécution et de suicide, se plaignant de tout le monde, au gré de son humeur et de son irritation ; elle a tenté de s'empoisonner avec une décoction de graines de pavot ; une autre fois, a cherché à se jeter dans puits ; à deux reprises, elle s'est couchée en travers de la voie au moment du passage d'un train pour se faire écraser. Depuis quelque temps, elle est surtout obsédée par l'idée de mettre le feu et de tout brûler.

A son entrée, cette femme ne présente pas un aspect démentiel caractérisé, la partie supérieure de son visage offre encore une certaine expression ; elle se tient un peu ratatinée, la tête inclinée sur la poitrine, les bras collés au corps, marchant difficilement à tout petits pas en traînant la jambe droite. Sa parole est incompréhensible, aucune syllabe ne pouvant être articulée correctement. Elle a le rire et le pleurer spasmodiques, le dernier étant beaucoup plus fréquent, en raison de ses dispositions mélancoliques.

La musculature du côté droit du corps est profondément atrophiée, surtout à la jambe et au pied qui, au lit, se met en équin varus ; à la ceinture scapulaire, à l'avant-bras et à la main, qui est légèrement déformée en griffe. L'atrophie est moins prononcée à gauche. Tendance à la rigidité des membres, exagération des réflexes patellaires. La langue a, en partie, conservé ses mouvements et il n'y a pas non plus de signes de paralysie du voile du palais.

L'impossibilité de la comprendre rend l'examen mental assez difficile, surtout en ce qui concerne l'état des facultés intellectuelles ; toutefois, la mémoire n'est pas abolie et elle a conscience du cours du temps. On comprend qu'elle était malheureuse, que tout le monde lui en voulait et qu'elle voulait en finir d'une façon ou de l'autre. Pendant son séjour à l'asile, qui dura un peu plus de trois mois, on constata les signes habituels du délire de persécution sénile, des récriminations contre les gens chargés de la soigner, des accusations contre les infirmières, des crises de désespoir avec pleurer spasmodique indéfini, des exigences insupportables et une agitation parfois bruyante.

En janvier 1901, elle commence à avoir des crises bulbaires, des perturbations de l'innervation cardiaque et pulmonaire, des crises de dyspnée énorme et passagère ; en même temps on constate de l'albumine dans les urines. Elle succomba, le 30 janvier, dès les premières atteintes d'une entéro-colite grippale assez sévère. — *L'autopsie n'a pu être faite.*

OBSERVATION XIII

(Cullerre.)

Arsène R..., 44 ans, charpentier, marié, sans renseignements, est admis le 30 juin 1897 avec un certificat ainsi conçu : « Est atteint d'idiotie liée à un ramollissement cérébral. Cette affection, absolument incurable, exige une surveillance de tous les instants. La véritable place de ce malade est dans un asile d'aliénés ». (Dᵣ B...) Le certificat de vingt-quatre heures est ainsi rédigé : « Est atteint de démence mélancolique consécutive, a une affection organique des centres nerveux : perte de la mémoire, sensiblerie, automatisme, embarras extrême ·de la parole avec parésie spasmodique des membres inférieurs. » Certificat de quinzaine : « Est atteint de sclérose latérale amyotrophique compliquée de démence avec hypocondrie, sensiblerie extrême, dépression profonde, incapacité de se conduire ».

A l'entrée, on fait les constatations suivantes : physionomie hébétée. Aussitôt qu'on lui adresse la parole et qu'il veut répondre, une émotivité énorme se développe et il se met à sangloter avec un bruit laryngé tout particulier, larmes abondantes et écoulement involontaire de salive (pleurer spasmodique). Chaque fois qu'il veut parler, le même syndrome se développe et se prolonge indéfiniment; s'il arrive à se calmer, l'embarras de la parole est tel que ses réponses sont à peu près incompréhensibles. L'articulation de la plupart des lettres est impossible; la prononciation du p ressemble à un éternuement, celle du k à la voyelle a, celle du b à l'm, etc. Il ne peut se servir utilement de ses mains, surtout de la gauche; les membres inférieurs, surtout le gauche, également sont presque paralysés.

A l'examen, on constate une raideur avec tendance à la contracture des muscles des quatre membres, plus accentuée aux membres inférieurs. La moindre excitation périphérique provoque des contractions fibrillaires des différents muscles. Exagération considérable des réflexes patellaires; pas de trépidation, mais une fois le pied fléchi il conserve un moment cette attitude en contracture. Démarche difficile, spasmodique, à petits pas. La plante du pied se détache difficilement du sol, laissant traîner la pointe.

Le réflexe massétérin est augmenté. Le côté droit de la face paraît légèrement parésié. La langue est tirée facilement, mais la pointe est d'abord déviée à gauche et ce n'est qu'à la suite d'une série d'ondulations partielles qu'elle revient dans l'axe; elle est le sujet de petites contractions fibrillaires. Le voile du palais paraît à peu près normal, la luette est déviée à gauche. Il avale assez bien et n'a pas l'habitude de s'engouer.

On constate de l'atrophie musculaire en différentes régions, principalement sur la partie gauche du corps; il existe une différence en moins de deux centimètres à la cuisse et d'un centimètre à la jambe gauche. Aux membres supérieurs, l'atrophie, surtout prononcée à gauche, atteint la ceinture scapulo-humérale, les éminences thénar et hypothénar. A droite, le grand pectoral n'existe pour ainsi dire plus. A gauche les régions lombaires sont atteintes; les interosseux des deux mains ont à peu près disparu. Les sphincters fonction-

nent bien, à part un certain retard dans le jet urinaire.
La sensibilité tégumentaire est absolument normale.

Le malade, en dehors de son émotivité, qui contribue
à lui donner l'aspect démentiel, offre un affaiblissement
marqué de l'intelligence. Nous obtenons cependant les
renseignements suivants : Il y a trois ans, sa femme lui
aurait communiqué la blennorrhagie qui a duré trois
mois. Il y a deux ans, il serait tombé d'une hauteur de
2 m. 1/2 sur la tête sans se faire de blessure apparente.
C'est à peu près à ce moment que sa maladie se serait
développée. Il n'a pas connaissance du cours du temps,
ne s'intéresse à rien, articule souvent des idées d'hypocondrie et des plaintes non justifiées contre les gens
qui le soignent. Son attitude constante est celle d'un
sénile pleurard et inquiet qui se croit l'objet de la mal-
veillance et des mauvais traitements de tous ceux qui
l'entourent. Devenu tout à fait impotent, il succomba, le
19 août 1896, à des accidents bulbaires progressifs du
côté du cœur et de la respiration.

OBSERVATION XIV

(Cullerre.)

P..., 50 ans, maçon, marié, trois enfants. Comme antécédents personnels il accuse une fièvre typhoïde, il y a une douzaine d'années et, il y a cinq ans environ, un traumatisme crânien ; il reçut sur le crâne un moellon qui détermina une vaste plaie contuse, sans lésions osseuses et sans perte de connaissance. Pas de renseignements sur ses antécédents héréditaires.

Malade depuis quatre ans. Le mal aurait débuté par des névralgies tenaces dans le domaine du maxillaire supérieur gauche. Puis, gêne de la marche, ensuite des mains ; en troisième lieu, gêne de la parole ; entre temps, névralgies lombaires et sacrées, crises douloureuses fugitives mais tenaces dans le domaine du crural ; crises de ténesme rectal. Perte du sens génital ; fonctions vésicales normales.

Réflexes oculaires normaux, pupilles normales, vision intacte, sensibilité cutanée partout intacte et très développée, exagération des réflexes du genou, surtout à gauche ; clonus du pied et de la jambe du même côté. Démarche non spasmodique, mais gênée, maladroite, avec raideur prédominant dans la jambe gauche.

Pas d'atrophie musculaire apparente aux membres inférieurs.

Le bras gauche est légèrement atrophié en masse ; il

mesure un centimètre de moins en circonférence que le
bras droit. Les muscles périscapulaires du même côté
sont nettement touchés ; l'atrophie est aussi très nette
à l'éminence thénar, moindre à l'hypothénar ; visible
aux interosseux. Les deux mains ne donnent que 20° au
dynamomètre. Pas de tremblement fibrillaire à la langue
qui n'accuse pas nettement un processus atrophique,
malgré une difficulté de prononciation récente et encore
peu accusée. Légère dyspnée intermittente, surtout
quand il fait froid. Pas d'autres signes bulbaires ; fourmillements fréquents dans les membres, fatigue constante.

Ce qui amène le malade, ce ne sont pas tous ces symptômes médullaires, quelque pénibles qu'ils soient ; c'est
un état mental de plus en plus inquiétant pour sa famille
et qui consiste en de la dépression, des tristesses inex-
plicables ; une propension à voir tout en noir ; le dégoût
de vivre et des idées obsédantes de suicide. Il a recom-
mandé à sa femme de cacher ses rasoirs. Il manifeste
depuis quelque temps une grande sensiblerie et une tendance croissante au pleurer spasmodique.

OBSERVATION XV

(Cullerre.)

(Complétée par nous et présentée à la Société anatomo-
clinique de Toulouse, le 5 décembre 1908.)

G..., vingt-huit ans, domestique, célibataire, est admis
le 15 février 1901 avec le certificat suivant : « G... est
atteint depuis six mois de paralysie générale avec accès
délirants et troubles mentaux qui nécessitent son inter-
nement. » Dᴿ C.

Les renseignements de police délivrés sur son compte
font connaître ce qui suit : « Il y a quelques mois il a été
soupçonné à deux reprises différentes d'avoir mis le feu
dans un pailler de la ferme où il était en service ; d'un
autre côté, son absence totale d'idées le rend dangereux
pour son entourage. »

Le certificat de vingt-quatre heures est ainsi conçu :
« Est atteint d'une affection organique des centres nerveux (sclérose latérale amyotrophique) compliquée de
troubles mentaux de nature démentielle et d'excitation
passagère. »

Les renseignements que nous avons pu recueillir sur
le malade sont très incomplets. Le père est mort jeune,
on ne sait de quoi. La mère est entièrement paralysée.
Une sœur bien portante. Il n'aurait jamais eu de maladies graves et a fait son service militaire à La Roche :
pas d'excès alcooliques.

Le début de la maladie actuelle remonte à un an environ et s'est fait insidieusement. Il s'aperçut d'abord qu'il faiblissait sur ses jambes, il avait des vertiges, était gêné dans l'usage de ses membres. Il a commencé, il y a quatre mois, à manifester quelques idées délirantes, mais sans objet fixe. (Les quelques éclaircissements fournis sur cet état mental permettent de supposer qu'il s'agissait d'une sorte d'hébétude démentielle avec confusion mentale passagère.) Il avait aussi des hallucinations de l'ouïe. En ce moment, il ne paraît plus délirer.

A l'examen physique, G... est un individu d'aspect robuste, bien développé, sans infirmités apparentes. Tous les organes paraissent normaux, à part le cœur, où l'on constate les signes d'une légère lésion ou malformation de l'origine de l'artère pulmonaire (souffle systolique à la base, à droite un peu rude; phénomènes d'anoxémie; toutes les parties de la peau découvertes ne tardent pas à se marbrer de plaques bleuâtres de plus en plus confluentes et qui disparaissent aussitôt qu'elles sont soustraites au refroidissement).

Les réflexes rotuliens sont énormément exagérés; le clonus du pied existe des deux côtés, plus marqué à gauche. Les sphincters fonctionnent d'une façon normale. Tous les modes de la sensibilité sont intacts; notamment, pas de troubles de la sensibilité thermique. Aucun phénomène oculaire à noter, à part une tendance très fugitive à l'inégalité pupillaire. Les réflexes iriens sont normaux.

Des symptômes d'atrophie musculaire existent en de nombreux points, surtout du côté droit du corps. Il y a un centimètre à un centimètre et demi de différence entre les circonférences des divers segments des mem-

bres droits et gauches, au détriment des premiers. Les
éminences thénar et, à un moindre degré, hypothénar,
sont aplaties, les espaces interosseux amaigris, la main
droite étant plus touchée ; les mains sont creuses, le
pouce s'oppose difficilement aux autres doigts, avec
beaucoup d'efforts et de maladresse. Il y a tendance à
la contracture des fléchisseurs et à la main en griffe à
droite. Atrophie de la ceinture scapulaire très marquée
à droite, surtout au niveau du grand pectoral. Démarche
spasmodique, il marche en écartant les jambes, déta-
chant à peine les pieds du sol, et en traînant le droit.
La langue est très atrophiée, animée de mouvements
vermiculaires constants ; le malade a la plus grande
peine à la mouvoir. La déglutition se fait bien, mais il
reste toujours des parcelles d'aliments dans la bouche.
Quand il boit, le liquide se répand parfois en partie des
deux côtés du verre. L'orbiculaire des lèvres est parésié
à droite ; la luette est déviée à gauche.

La parole est extrêmement difficile et on ne comprend
que quelques mots de son langage, encore faut-il étu-
dier attentivement sa mimique quand il parle. Pas de
pleurer spasmodique ; c'est un malade gai et de bonne
humeur, inconscient et indifférent. En revanche, il a à
chaque instant le rire spasmodique par crises accompa-
gnées d'un bruit laryngé rauque et sonore. La bouche
est presque constamment béante. Pas de troubles de la
respiration ni de la circulation.

Pendant les mois qui suivent, on note la progression
insensible des phénomènes médullaires et bulbaires.
L'état mental reste celui de la démence pure et simple
avec humeur uniformément indifférente, sans jamais de
pleurer spasmodique. Pas d'idées délirantes appréciables.

En décembre 1905, il y a une poussée de confusion

partielle avec hébétude profonde de désorientation. La marche devient de plus en plus difficile et il faut garder le lit. Au bout de quelques jours, le malade sort de son hébétude pour reprendre son aspect ordinaire. Il ne peut plus prononcer que la syllabe « si ». La plupart du temps il ne parait pas comprendre les questions qu'on lui pose et répond comme au hasard par des signes de dénégation ou d'affirmation. L'humeur continue à être celle d'un malade gai et optimiste.

Pas de gâtisme, pas de signes de paralysie générale. Pas de signes oculaires, à part une tendance de la pupille gauche à se dilater un peu plus que la droite dans la pénombre. Tel est l'état du malade en mars 1906, deux ans après son entrée, trois ans après le début de la maladie.

PARTIE COMPLÉTÉE PAR NOUS

A partir de ce moment-là, la maladie semble faire des progrès plus rapides. La marche devient très difficile — et même impossible après une crise asphyxique en mai. Cette crise, avec cyanose des téguments, gêne de la respiration, anxiété, vomissements bilieux, dure environ vingt-quatre heures. Aucun accident n'est à signaler. Jusqu'en novembre, malgré son état misérable, le malade reste gai, insouciant.

Le 5 novembre, le malade est pris brusquement d'une attaque de paralysie à gauche ayant débuté par des contractions fibrillaires des muscles de tout le côté gauche. Les phénomènes paralytiques s'atténuent un peu dans la suite. La malade a encore du rire spasmodique.

Le 7 novembre, il est pris de crises d'oppression avec

rythme respiratoire de Cheyne-Stokes. Asphyxie des extrémités, vomissements. Le malade ne peut plus rien avaler et il est dans un état d'angoisse inexprimable.

Le 8 et le 9, l'état est sensiblement le même, les sphincters sont contracturés. L'angoisse et l'asphyxie s'accentuent de plus en plus. Le malade meurt le 10 novembre.

AUTOPSIE. — *Crâne* très épais à la région occipitale. Les fosses occipitales sont un peu effacées à l'union des pariétaux et du frontal, l'épaisseur est moindre qu'à l'état normal et on remarque, par transparence, une bande claire assez large.

Méninges. — Dure-mère épaissie, adhérente à la région occipitale. La pie-mère, opaque et adhérente dans les même régions à la substance corticale; on arrache par place des lambeaux de cette substance.

L'arachnoïde est, par places, opalescente, œdémateuse.

Cerveau : 700 grammes, très mou. La surface des circonvolutions est parsemée de petites dépressions, elle est comme parcheminée. Un foyer de ramollissement dans le bas des circonvolutions. Les circonvolutions sont sinueuses et petites.

Cervelet : 95 grammes. *Bulbe :* 25 grammes. Tous les deux excessivement mous.

Vaisseaux durs au toucher, difficiles à détacher des circonvolutions.

A l'autopsie des viscères, nous trouvons dans la plèvre un épanchement pleurétique moyen.

Le *cœur* seul nous paraît intéressant. Il est énorme.

Son poids est de 050 grammes. Le ventricule gauche est extrêmement dilaté, les parois très épaisses (3^{cm} environ), on constate des lésions d'insuffisance mitrale et aortique, la surface des valvules semble rongée par quelque processus ulcératif ancien; on y remarque des végétations d'endocardite.

Le cœur droit est normal.

A l'examen des coupes histologiques, nous trouvons :

Dans la moelle (au Weigert), une sclérose symétrique des faisceaux pyramidaux croisés. Sclérose plus accentuée d'un côté que de l'autre, et attaquant un faisceau pyramidal direct dans la moelle cervicale. Au Nissl, on voit une atrophie considérable et une dégénérescence pigmentaire des cellules des cornes antérieures, surtout dans les régions cervicale et lombaire.

Dans le bulbe, de l'atrophie des pyramides et une hémorragie interstitielle symétrique qui se trouve juste au-dessus du faisceau solitaire en dehors des noyaux de l'hypoglosse et du pneumogastrique. Il est probable que le pneumogastrique a été touché à la dernière heure. Le plancher du quatrième ventricule n'est pas granuleux, mais sous le plancher les vaisseaux sont congestionnés.

Dans le cerveau. — On trouve, à la région motrice, à la base de la circonvolution examinée, deux petits ramollissements de la grosseur d'un pois, séparés par une bande de tissu cérébral scléreux. Au milieu du ramollissement, on trouve plusieurs artères de moyen calibre, obstruées plus ou moins complètement grâce à un processus d'endartérite oblitérante.

Dans le voisinage de ce point ramolli la névroglie a proliféré, tous les vaisseaux ont de la périvascularite et une artère présente de l'endartérite qui a presque obstrué complètement la lumière des vaisseaux. Quelques globules de sang, restés au centre, montrent seuls que toute perméabilité n'a pas disparu.

Dans toute la préparation, les vaisseaux sont congestionnés, quelques-uns rompus, laissant épancher le sang dans le tissu nerveux (hémorragies interstitielles récentes).

Les cellules nerveuses sont atrophiées et rares. La névroglie est hyperplasiée.

Dans les autres parties du cerveau, les artères paraissent plus ou moins altérées par l'endartérite, et on trouve des petits foyers d'hémorragie interstitielle ; il n'y a pas d'inflammation (pas de périvascularite).

Les cellules paraissent atrophiées, les fibres nerveuses (au Weigert) paraissent très pâles. Les fibres transversales de Baillarger et les fibres tangentielles de Tukseck ont disparu sauf dans la région occipitale, où ces dernières existent à l'état très moniliforme. La névroglie paraît plus abondante que normalement.

OBSERVATION XVI

Observation de Cullere, complétée par nous (présentée à la
S. A. C. de Toulouse, le 5 décembre 1908).

Démence globale avec symptômes de paralysie générale partielle.

J... 49 ans, marin, est admis, le 15 mars 1906, venant
de l'hospice des Sables-d'Olonne, avec le certificat suivant : « Est atteint d'aliénation mentale caractérisée
par une diminution de toutes les facultés (paralysie
générale). Il est sujet à des crises d'agitation, pendant
lesquelles il apporte le plus grand trouble dans la salle. »

L'enquête relève les faits suivants : de temps en temps
il a des accès de folie, il se lève la nuit en criant et
cherche à se sauver ; il renverse tout sur son passage ;
il a brisé les becs de gaz de la salle ; il n'a plus conscience de ce qu'il fait, mélange des ordures à ses aliments, fait ses nécessités sur le parquet. (Accès passa-
gers de confusion mentale démentielle).

Mᵐᵉ J... a fait la déposition suivante : « Depuis trois
ans, mon mari ne jouit plus de ses facultés mentales ;
plusieurs fois il a voulu me tuer, il prend tout ce qu'il
trouve sur son passage et l'apporte à la maison, linge,
tables, chaises ; il mange tout ce qu'il trouve dans les tas
d'ordures, et lorsqu'on veut lui retirer ce qu'il a dans
les mains, ils devient méchant. »

Le certificat de vingt-quatre heures est ainsi conçu :

« J... est atteint de démence organique avec phénomènes spasmo-paralytiques des membres inférieurs.
embarras de la parole, inégalité pupillaire, mouvements
fibrillaires multiples, exagération énorme des réflexes
tendineux. »

25 mars, J... est un homme de grande taille, corpu-
lent, un peu obèse. Il a fait son service militaire dans la
flotte ; il n'aurait pas contracté de maladie vénérienne.
Il s'est ensuite fixé aux Sables en qualité de pêcheur et
s'est marié ; il a eu quatre enfants, deux filles qui sont
mariées, et deux autres enfants plus jeunes. Il est incapable de fournir des renseignements sur ses antécédents
héréditaires. La mémoire est, d'ailleurs, chez lui, à peu
près oblitérée.

J... présente à la fois de la paralysie spasmodique et
de l'amyotrophie. Les réflexes rotuliens sont très exagérés, surtout celui de gauche ; pas de signe de Babinski ;
conservation des réflexes cutanés ; clonus du pied provoqué par le simple chatouillement des surfaces plantaires ; démarche hésitante spasmodique ; le pied gauche a de la peine à se détacher du sol. L'embonpoint
masque en partie l'atrophie musculaire, cependant elle
est très nette aux membres gauches. La circonférence
du bras droit est de 31 centimètres, celle du gauche de
29 centimètres. La circonférence de l'avant-droit est de
29 centimètres ; celle du gauche de 23 centimètres. Celle
de la jambe droite est de 30 centimètres ; celle de la
gauche de 31 cent. et demi ; les cuisses sont égales. En
somme, l'atrophie atteint surtout le bras et la jambe
gauches. Aux mains, les éminences thénar et hypothénar
ne paraissent pas avoir subi d'atrophie ; toutefois, l'op-
position du pouce aux autres doigts ne se fait que péni-
blement et imparfaitement, à gauche plus encore qu'à

droite; les interosseux sont évidemment touchés. Le
crâne est petit, un peu oxycéphale, le front bas et très
fuyant, la face très large, asymétrique. Les muscles du
menton sont animés de contractions fibrillaires fréquentes, la langue présente une hémiatrophie gauche
très marquée, elle est animée de mouvements à la fois
fibrillaires et ataxiques (mouvement de trombone); la
parole est très embarrassée par suite de la paralysie de
la langue et des lèvres. Ces dernières sont encore peu
touchées; il peut faire la moue et même siffler un peu.
Pas de paralysie du voile du palais.

Il y a de l'inégalité pupillaire, la droite étant plus dilatée. Les pupilles réagissent bien à la lumière; pas de
paralysies oculaires ni de nystagmus.

Tous les modes de la sensibilité sont intacts. Les
sphincters fonctionnent normalement. Le malade,
depuis qu'il est observé, s'est toujours levé régulièrement pour satisfaire ses besoins. L'expression de la face
est celle d'un abrutissement profond, les traits sont
inertes, dans le relâchement; pas de rire ni de pleurer spasmodiques, pas d'autres signes bulbaires que la
difficulté à parler.

Il comprend bien les questions qu'on lui pose et y
répond dans la mesure de son intelligence très oblitérée,
en raison d'une perte à peu près complète de la
mémoire. Il ne se rappelle aucune date, et ne peut
citer dans le temps aucun fait de sa vie passée; il ignore
l'année, le mois, le quantième, le jour de la semaine. Il
ignore où il est. Son état mental est caractérisé par l'indifférence, l'hébétude et la seule survivance des appétits.
C'est ainsi que la vue du tabac le sort de sa torpeur habi-
tuelle et qu'à fumer il paraît éprouver une vive jouis-
sance.

PARTIE COMPLÉTÉE RAR NOUS

16 avril. — Le malade est pris de convulsions épileptiformes débutant dans la moitié gauche du corps, se géné-
ralisant dans la suite et laissant de la paralysie et de la
contraction du côté gauche.

17 avril. — A la paralysie et à la contracture ont suc-
cédé des convulsions cloniques du côté gauche de la
face et du bras gauche. Ces convulsions ont le caractère
épileptiforme tout en étant plus lentes dans leur forme.
D'ailleurs le malade a toute sa connaissance, se plaint de
ces mouvements qu'il ne peut réprimer et tient son bras
gauche de sa main droite pour les empêcher.

Le membre inférieur gauche est dans une rigidité
tonique qu'on ne peut vaincre.

Bien que le malade ait sa connaissance, sa tête et ses
yeux ont une tendance très nette à la rotation du côté
droit.

Les sphincters sont contracturés.

Vers la fin du mois, ces divers phénomènes s'amen-
dent. Le malade semble revenu à l'état normal.

Mai. — Il est pris à nouveau d'une série de crises
prédominant à gauche; il reste à peu près paralysé de
son côté gauche et obligé de garder le lit. Il est gêné
pour avaler ses aliments; l'embarras de la parole s'ac-
centue.

Jusqu'en avril 1907, le malade vit dans un certain état
d'abrutissement, mais il semble qu'il lui reste encore un
fond de lucidité. Il fait des efforts inouïs pour éviter de
faire ses besoins dans son lit, essaye de se lever et se
fracture la rotule gauche en tombant. Il est pris de temps

à autre de crises épileptiformes. Il a ressenti à certains moments des fourmillements dans les mollets et des secousses électriques dans la main gauche ; des contractions fibrillaires apparaissent dans l'intervalle des crises, surtout à la face et aux membres gauches.

Avril 1007.— Le malade a de l'anasarque, de la dyspnée. Les troubles de la parole et de la déglutition deviennent de plus en plus graves.

La contracture des membres gauches est extrême. Le bras est collé au tronc ; l'avant-bras fléchi est en pronation forcée, la main fortement fléchie sur l'avant-bras.

La jambe est fléchie à angle droit sur la cuisse, la cuisse sur le bassin ; il est impossible de ramener les membres contracturés dans leur position normale.

Le malade succombe le 2 mai. Les sphincters étaient depuis plusieurs jours contracturés, la déglutition était devenue impossible.

Autopsie. — Encéphale, 1.200 grammes. Hémisphère droit, 500 grammes ; hémisphère gauche, 515 grammes.

Cervelet : Bulbe, 185 grammes.

Rein gauche, 175 grammes ; rein droit, 170 grammes.

Examen macroscopique. — Vaisseaux sains. Liquide céphalo-rachidien très abondant. Simplicité extrême des circonvolutions. Diffluence de la substance grise qui est très pâle ; résistance scléreuse de la substance blanche. Encéphale petit au-dessous de la moyenne.

Hémisphère droit. — Légère opalescence de la pie-mère à la partie postérieure. On ne constate des adhérences de la pie-mère que sur le pied de la première et de la deuxième frontales sur un espace d'une pièce de vingt centimes.

Sur la région pariéto-occipitale, on trouve quelques points où la pie-mère est adhérente à la substance grise diffluente. Fermeté de la substance blanche. Pas de lésions au foyer à la coupe. Quelques fines granulations sur la paroi du ventricule latéral.

Hémisphère gauche. — Suffusion sanguine étendue dans la région du pli courbe. Opalescence de la pie-mère sur la convexité. Liquide abondant dans le ventricule. Adhérences de la pie-mère, assez confluentes sur la région frontale, mais superficielles, plus rares et plus disséminées sur la région postérieure de l'hémisphère. Granulations très fines sur la paroi de l'épendyme. Dureté élastique de la substance blanche. Décoloration de la substance grise. Pas de lésions au foyer à la coupe.

EXAMEN MICROSCOPIQUE. — Pour le cerveau, l'examen portait, sur la région rolandique, le lobe occipital et le lobule paracentral droits. (Hématoxyline, éosine).

Méninges. — La pie-mère seule examinée est peu épaissie, mais légèrement infiltrée surtout dans le fond des sillons.

Les artères méningées ont un certain degré d'endartérite, mais leur état contraste avec celui des artères cérébrales très altérées.

Substance cérébrale. — Toute la zone moléculaire est envahie par une sclérose névroglique très intense ; cette sclérose s'étend jusque dans la profondeur de la couche corticale, mais en étant beaucoup moins prononcée.

Les artères, surtout dans le lobule paracentral, sont très altérées ; les unes ont de la périartérite très intense, les lymphocites remplissent l'espace perivasculaire et infiltrent complètement la paroi ; à ces lymphocytes sont

mélangés des blocs de pigments ocre, résidus d'épan-
chements sanguins ; d'autres ont leur paroi absolument
hyaline. Seul l'endartère, épaissi, se colore.

Autour de ces artères se sont formées de véritables
lacunes de désintégration contenant des lymphocytes,
des corps granuleux, du pigment ocre.

Les lésions se rencontrent moins accentuées dans les
autres parties du cerveau soumises à l'examen.

Les cellules (au Nissl) sont atrophiées et se colorent
en masse. Les rares cellules géantes du lobule paracentral sont très déformées et atrophiées ; leur noyau
est souvent absent, les corpuscules chromatiques ont
disparu et il y a de la neuronophagie.

Les fibres (au Weigert) sont très atrophiées, les faisceaux d'épanouissement de la couronne rayonnante
sont très grêles ; les fibres de Tukseck et même celles de
Baillarger ont complètement disparu.

Bulbe (au Weigert). — La pyramide droite est complètement scléreuse, le noyau prépyramidal a disparu.

Pas de lésions des autres faisceaux nerveux.

Prolifération des cellules neuro-épithéliales du plancher et infiltration de toute la substance sous épendymaire.

Les cellules des noyaux de l'hypoglosse et du pneumogastrique sont altérées, en ce sens qu'un certain nombre
sont très pigmentées ou sont en neuronophagie, mais il
n'y a pas de lésions prédominantes d'un côté.

Les vaisseaux du plancher sont très dilatés, remplis
de sang, leur espace périvasculaire est infiltrée. L'endartère est parfois proliféré.

Moelle. — Sclérose du faisceau pyramidal direct et
croisé dans toute la hauteur de la moelle à gauche.

Légère sclérose de la zone pyramidale du côté opposé (sclérose peu appréciable au Weigert, mais visible au Nissl peu décoloré).

Moelle cervicale. — Les cornes antérieures du côté de la sclérose du faisceau pyramidal sont atrophiées. Les cellules sont moins nombreuses que dans le côté opposé et celles qui restent sont déformées, privées de noyaux, diminuées de volume et souvent en dégénérescence pigmentaire.

Moelle dorsale. — La sclérose du faisceau pyramidal croisé est très marquée à gauche (au Weigert). La zone pyramidale est également un peu plus claire que normalement du côté opposé.

Les lésions cellulaires sont aussi plus marquées du côté gauche. Dans la corne antérieure et même dans le noyau de Clarke, les cellules sont plus atrophiées et plus altérées.

Dans la moelle lombaire, en dehors de la sclérose du pyramidal, une prédominance des lésions pigmentaires des cellules du côté gauche.

Reins. — Cellules des tubes contournées, abrasées, la plupart n'ont pas de noyaux. Pas de sclérose, glomérules sains. Les capsules surrénales n'ont pas de lésions.

Foie. — Sclérose légère autour des espaces portes.

Stéatose et congestion péri-sus-hépatique.

OBSERVATION PERSONNELLE (1)

Démence globale avec symptômes de paralysie générale partielle.

17 juin 1905, N. B..., 47 ans, pas d'antécédents vésaniques. Depuis dix ans, il a un affaiblissement assez marqué des facultés intellectuelles. Il a surtout de l'amnésie des faits récents. Il a l'écriture tremblée et irrégulière. Il a des attaques indéterminées à plusieurs reprises, probablement des crises épileptiformes. Il a des maux de tête fréquents, de la dépression, *des idées de suicide*, l'idée fixe de reprendre sa place de comptable qu'il a dû laisser. Très difficile d'humeur.

Le premier examen du malade nous révèle : une démarche spasmodique, l'abolition des réflexes rotuliens, une légère trépidation du pied gauche avec stoppage de ce côté. Langue hémiatrophiée à gauche, luette déviée de ce côté. Des troubles de la respiration surtout et une toux coqueluchoïde incessante, semblant ressortir de lésions bulbaires: Pas d'atrophie musculaire, la force est bien conservée aux deux bras ; pas d'affaiblissement hémiplégique. Pas de rétrécisement visuel, mais la vision paraît parfois obtuse ou imparfaite.

---

(1) Présentée avec le docteur Voivenel à la S. A. C. de Toulouse, 5 décembre 1908.

Manque total d'attention, irritabilité faciale et mouvements saccadés.

18 septembre. — Il est amélioré au point de vue mental, il est plus docile, moins irritable, mais toujours amnésique.

11 octobre. — L'amélioration persiste sans avoir fait de sensibles progrès. Il a un peu d'excitation mentale et de l'euphorie. Il est verbeux, se croit guéri, prétend que sa mémoire est parfaite et réclame un certificat.

18 février 1906. — L'amélioration relative se maintient. Les phénomènes démentiels persistent, mais atténués. Les réflexes rotuliens sont abolis. Les pupilles sont paresseuses. On remarque une trémulation de la langue. Pas de phénomènes bulbaires. Il a toujours l'idée fixe de reprendre ses fonctions de comptable, menace de se suicider. Il a des crises de colère; sa mémoire est nulle.

3 mai 1905. — L'état mental est toujours défectueux. Le malade n'a aucune conscience de son état. *Il est coléreux, violent. L'amnésie est complète.*

Contrairement à ce qu'on avait déjà observé, on constate des phénomènes de réelle importances pour orienter le diagnostic. C'est une exagération considérable des réflexes, surtout à gauche, et une atrophie très marquée du membre supérieur gauche. Le bras gauche a trois centimètres de moins que le droit; l'avant-bras gauche un centimètre. Les éminences thénar et hypothénar sont atrophiées ; la main est creuse.

La langue atrophiée à gauche est animée de mouvements fibrillaires incessants. Le côté droit de la face est parésié. On constate une trémulation très marquée du membre supérieur gauche.

Très léger embarras de la parole. |

Janvier 1907. — Le malade succombe en janvier 1907 après une période d'impotence et de gàtisme de deux mois. La démence était totale et la dernière période avait été précédée d'excitation locomotrice et d'idées de persécution sénile. (Il croyait toujours qu'on allait le voler).

OBSERVATION PERSONNELLE (1)

Démence simple

Julie-Rose-Flavie Bigou, femme Vendée, née le 14 mars 1859, à Luçon, mariée, décédée le 13 juin 1901, de sclérose latérale amyotrophique, avait été admise le 21 décembre 1900.

CERTIFICAT MÉDICAL. — « Je, soussigné, docteur-médecin de la Faculté de Paris, domicilié à Crampagné-les-Marais, certifie que Mᵐᵉ Vendée née Bigou, domiciliée à Saint-Radegonde-des-Noyons, présente un affaiblissement physique et intellectuel qui exige des soins et une surveillance de tous les instants.

« Les troubles cérébraux ont débuté il y a trois ans et, depuis cette époque, ils n'ont fait que s'accentuer pour aboutir à une véritable démence. La malade ne vit plus que de là vie animale, elle n'a plus aucune initiative, se désintéresse de tout, rit et pleure sans raison ; le sommeil est agité, elle se lève parfois pendant la nuit sans aucun but, elle a de la parésie des membres et parle avec beaucoup de difficulté.

« Cette femme a besoin d'être constamment surveillée pour éviter des accidents, soit vis-à-vis des autres, soit vis-à-vis d'elle-même. Son mari étant empêché par ses

_____

(1) S. A. C., Toulouse, 5 décembre 1908.

occupations d'exercer une surveillance, j'estime qu'il y a lieu d'interner la femme Bigou dans un asile d'aliénés.

« *Sainte-Radegonde, le 13 décembre 1900.*

« Signé : Dr PÉRENS. »

CERTIFICAT DE 24 HEURES. — « Est atteinte de démence organique : embarras extrême de la parole, parésie des membres inférieurs, gâtisme, sensiblerie, oblitération presque totale des facultés. Incapable de se conduire. Elle peut être maintenue.

« *La Roche-sur-Yon, 26 décembre 1900.* »

CERTIFICAT DE QUINZAINE. — « Est atteinte d'une affection organique du système nerveux (sclérose latérale amyotrophique) de nature progressive et accompagnée d'une démence profonde avec gâtisme et impotence presque complète. A maintenir.

« *La Roche-sur-Yon, 8 janvier 1901* ».

L'observation ne contient que peu de renseignements, on note simplement :

Janvier 1901. — La malade est atteinte de démence organique avec phénomènes paralysiformes. Impotence absolue.

Elle succombe à des *phénomènes bulbaires* le 14 juin de la même année.

CONCLUSIONS

1° De même que les affections cérébrales — comme la paralysie générale, par exemple, — provoquent des lésions médullaires, de même les affections médullaires occasionnent fréquemment des lésions cérébrales. Il ne faut pas donc s'étonner si les maladies de la moelle s'accompagnent à peu près toujours de troubles psychiques. Si la cellule pyramidale est touchée, nous pouvons avoir tous les signes de l'insuffisance cérébrale, depuis la légère diminution de l'activité psychique, jusqu'à la démence. Si l'affection médullaire retentit à la fois sur l'écorce cérébrale et sur les méninges, on observe le syndrome paralytique. Enfin, lorsque les noyaux bulbaires et les faisceaux conducteurs de l'innervation psychomimique dans le centre ovale, la capsule interne et le bulbe sont lésés, il peut exister du rire et du pleurer spasmodiques, sans concordance des troubles intellectuels.

Cela est vrai pour le tabes, pour la sclérose en plaques et pour la sclérose latérale amyotrophique.

2° Dans le tabes, en effet, il existe des troubles psychiques élémentaires, des psychoses, le syndrome paralytique.

Les troubles psychiques élémentaires sont des modifications de l'humeur et du caractère se traduisant par de l'énervement ou de l'apathie, des obsessions, parfois de la stasobasophobie qu'expliqueraient, d'après Bonnier, des lésions labyrinthiques, des accidents neurasthéniques et hystériques.

Les psychoses décrites par Pierret et Rougier, sont caractérisées : soit par de la mélancolie avec obtusion, soit par de la paranoia hallucinatoire, soit par de la démence précoce.

Le syndrome paralytique qui a donné lieu à de si longues discussions sur les associations tabéto-paralytiques (Perpère), tient tantôt à un tabes compliqué de lésions des méninges et de l'écorce, tantôt à une paralysie générale compliquée de lésions médullaires ; mais, dans un cas comme dans l'autre, les deux maladies sont différentes et leur association clinique tient aux associations des neurones entre eux. Consécutivement à la paralysie générale, maladie *inflammatoire* par excellence, peut se produire une sclérose (jamais nettement délimitée) des cordons postérieurs, et la

paralysie générale se compliquera de signes tabétiformes plutôt que de tabes. Dans un second cas,
la sclérose des cordons postérieurs qui caractérise
le tabes, peut donner lieu à des troubles cérébraux
dégénératifs et non inflammatoires. On peut cependant admettre que cette paralysie dégénérative
peut rentrer ultérieurement dans le groupe des
formes inflammatoires (Klippel).

Les téléneurones que représente la rétine avec
le nerf optique, marquent le domaine respectif du
tabes à l'exclusion de la paralysie générale.

3° Dans la sclérose en plaques, l'insuffisance de
la cellule cérébrale se traduit par des modifications
de l'humeur et de la démence. Les malades ont de
l'hyperémotivité et fréquemment de l'euphorie, et
tous ces troubles procèdent par poussées irrégulières, comme la maladie somatique.

Les lésions des noyaux bulbaires et du faisceau
conducteur de la psycho-mimique, se traduisent
par le rire et le pleurer spasmodiques.

Les lésions des méninges et de l'écorce donnent
le syndrome paralytique.

Enfin, le rôle de la dégénérescence nous explique
les relations de l'hystérie et de la sclérose en plaques.

4° Toujours pour les mêmes raisons, on peut
observer dans la sclérose latérale amyotrophique,
des troubles mentaux qui vont de la démence la

plus légère à la démence globale de la paralysie générale. Les délires de cette affection médullaire ressemblent aux psychoses de la vieillesse. Comme dans les autres psychopathies organiques, il faut voir, dans les complications démentielles de la sclérose latérale amyotrophique, une conséquence de la lésion organique et, dans les manifestations délirantes, une conséquence de la prédisposition.

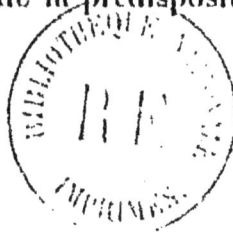

Imprimerie Ouvrière, rue Bayard, 53, Toulouse.

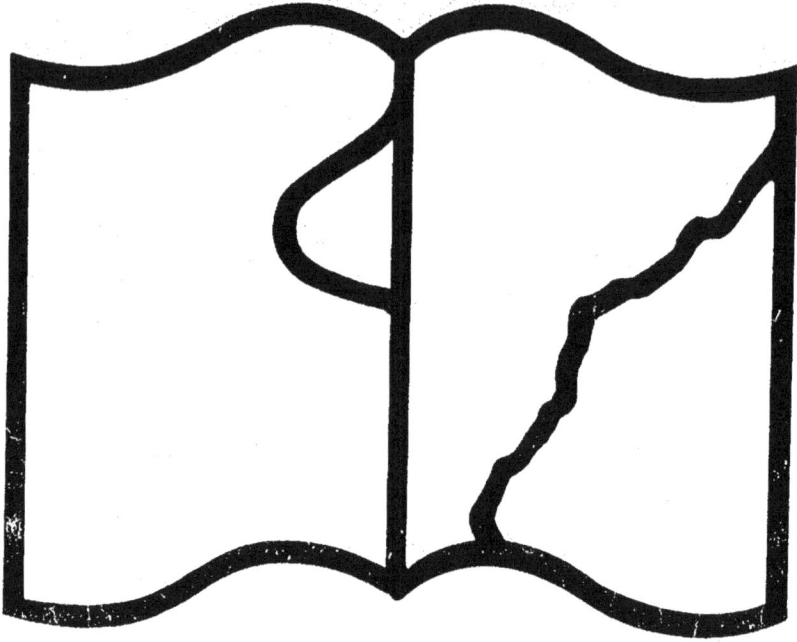

Texte détérioré — reliure défectueuse

NF Z 43-120-11

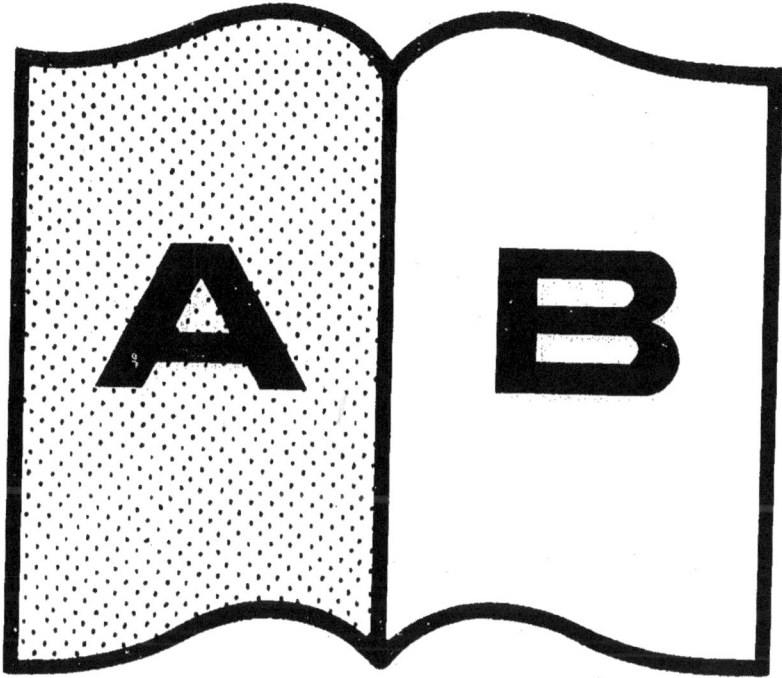

Contraste insuffisant

NF Z 43-120-14

www.ingramcontent.com/pod-product-compliance
Lightning Source LLC
Chambersburg PA
CBHW071512200326
41519CB00019B/5916